T0245766

Menstruación consciente

Menstruación consciente

Despierta tu energía femenina y activa tu amor propio

Gina Castellanos

Grijalbo

El papel utilizado para la impresión de este libro ha sido fabricado a partir de madera
procedente de bosques y plantaciones gestionadas con los más altos estándares ambientales,
garantizando una explotación de los recursos sostenible con el medio ambiente y beneficiosa para las personas.

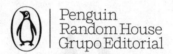

Penguin
Random House
Grupo Editorial

Menstruación consciente
Despierta tu energía femenina y activa tu amor propio

Primera edición: febrero, 2023
Primera reimpresión: junio, 2023

D. R. © 2023, Gina Castellanos

D. R. © 2023, derechos de edición mundiales en lengua castellana:
Penguin Random House Grupo Editorial, S. A. de C. V.
Blvd. Miguel de Cervantes Saavedra núm. 301, 1er piso,
colonia Granada, alcaldía Miguel Hidalgo, C. P. 11520,
Ciudad de México

penguinlibros.com

ISBN: 978-607-382-627-3

Impreso en México – *Printed in Mexico*

Para Georgy, mi mamá

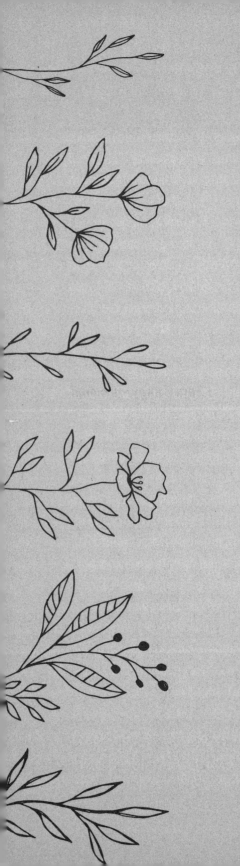

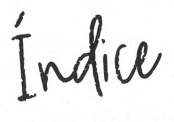

Índice

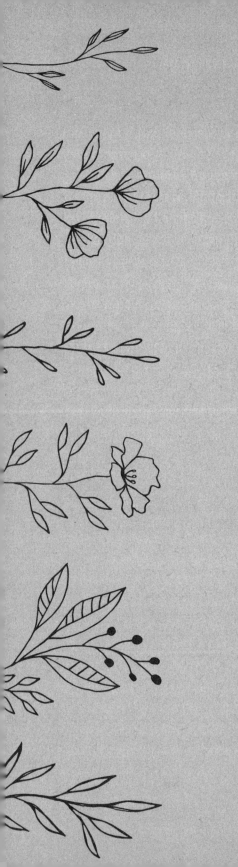

Acerca de mí

G racias por llegar a este espacio. Mi nombre es Georgina. ¡Hola! ¿Quién soy? Híjole... es que las etiquetas de ser "algo" en esta vida han sido una limitante muy cañón para mí. Mejor te digo lo que me gusta hacer y te describo aquello a lo que le dedico tiempo y tú puedes definirme como tenga más sentido para ti, porque ésta es una charla y podemos comenzarla sin filtros ni etiquetas.

Me gusta mucho crear cosas. Mi cuerpo es muy susceptible a los sonidos. Siento mucho, veo mucho, hablo mucho, como mucho, canto fuerte, duermo lo suficiente y pienso mucho. (Soy megamovida, si te enlistara cuántas cosas he hecho en mis 35 años de vida, te asustarías mini 😂). No consumo productos de origen animal, me gusta bañarme con agua hirviendo, tipo de la que te provoca quemaduras de primer grado, soy adicta a Pinterest, me autodestruyo con *diet coke*, soy súper malhablada, (mis favs son no mames, cabrón y DLV). Cuando alguien me llama por teléfono, secretamente no contesto obligándolos a textearme —¿Quién llama por cel?, es 2022, hasta mi tía Argelia que tiene 86 sabe mandar piolines en WhatsApp, ya hasta se graduó y ahora son stickers. *Like WTH?* No me llames, ¡*plis!*—. Soy extremadamente seria, pero me gusta mucho entretener y hacer reír a la gente que amo, entonces algunos creen que soy extrovertida, pero NO TE EQUIVOQUES, odio el *small talk*, me suda la entrepierna cuando estoy en situaciones desconocidas y nunca he sido *the life of the party.* Soy más bien la rara *offbeat* de la *party.* Mi virtud más grande es hacer mención específica de todo lo que no funciona y eso me hace tener pocos amigos. Todos queremos oír la verdad, hasta que ya no queremos oírla 😂 y la bronca no es decir las cosas como son, la bronca es mi *timing* y la forma (el tonito 🙄) en la que las digo, eso me mete en problemas. Soy megapocha, como ya lo habrás notado; me he mudado 16 veces de casa y dos veces de país. Me dan miedo los cambios, pero ahí sigo... aventándome al vacío. Seguro para cuando leas este libro habré hecho dos mudanzas más. ¿Por? ¡Ya siéntese, señora! (Te juro que lo que más deseo es tener una casa, pero yo no hice las reglas de esta tercera dimensión capitalista).

Viví casi 10 años en Nueva York. Pasé mucho tiempo en un barrio latino que se llama Washington Heights. En mis últimos años en NY, compartí un departamento de tres habitaciones con *roomies.* Estaba en una relación "seria" (según yo, ya verás a lo largo de este libro que me tomo las cosas muy en serio 😌) con un hombre estadounidense que constantemente me repetía que debía escoger "algo" y enfocarme sólo en "eso" para ser exitosa. En ese tiempo hacía miles de cosas: era maestra de yoga, asistente de un kínder donde enseñaba preballet a infantes de dos años, en las noches llevaba a la gente a sus asientos en un teatro de Broadway en la calle 42, hacía encuestas en un iPad en el show Blue Man Group, ensayaba una obra de teatro, era *personal manager* de una corredora de arte muy mamalona del West Village (bueno, le llevaba su iCal, le arreglaba sus miles de bolsas Hermes y cuadros de 100 000 dólares que tenía regados por todo su PH y, en más de una ocasión, limpié su baño y lavé su ropa), actuaba los fines de semana en un teatro en Brooklyn, iba al conservatorio de actuación en las mañanas tres veces por semana y me las arreglaba para cantar canciones de Shakira (del primer disco *Pies descalzos*, obvio 🙄) todos los miércoles a las 11 a. m. en la estación de Spring St. con mi amiga May y mi uke, Panchito. Y entre todos estos *commutes*, escribía en la app de notas de mi cel. El metro neoyorkino y yo hicimos un *bond* hermoso en ese tiempo. Esto era mi "normal" a los 20 años viviendo en NYC con sueños de ser artista. Este *hustle* se considera necesario en esa ciudad, o al menos me estaba forjando carácter 😁.

Mi padre me explicó muchas veces el concepto de "trabajar duro" para lograr tus sueños. Y sí, estaba trabajando durísimo y me iba bien en el sentido de que podía sacar mis 1 000 dólares de renta, pagar servicios y hasta tener *extra cash* para ver un musical de Broadway en *rush tickets* dos veces al mes. Estaba viviendo el "sueño americano" y al mismo tiempo comía caminando, literalmente. Practicaba yoga en un cuarto a 42 °C mientras sacaba vaho durante 27 posturas, hacía dietas extremas con batidos asquerosos, no comía, comía mucho y, según yo... no me drogaba. El lugar en donde viví todo ese tiempo estaba lleno de mota. ¡Por Dios! Teníamos plantas de mota hidropónicas y diario ahí se fumaba. Yo no fumaba (era "niña bien" 😂), pero al paso del tiempo descubrí que quizá ahí siempre estuve borregueada, o sea, tres años drogada 😑.

No ubicaba el concepto de cuidado personal, pensaba que con bañarme, lavarme los dientes, tomar un batido de proteína, hacer 💩 una vez al día, practicar yoga 🧘 y tomar agua tenía todo lo que necesitaba para no enfermarme. Y mi cuerpo respondió a esta fórmula bastante bien, se pasó de bien... Se adaptó y decidió guardar la mayor cantidad de grasa posible para aguantar estas tremendas chingas diarias y no morir. No pensaba en mi cuerpo más que para criticarlo, no pensaba en mi salud, no pensaba en mí, mi enfoque estaba en ser "algo" afuera de mí misma y decidir pronto "qué" para concentrarme en eso y ser *exitosa*, como decía mi novio. **Preocuparme por ser "algo" llenó mi cabeza de inseguridad y mató la posibilidad de disfrutar lo que sí tenía en ese instante**: una belleza estúpida, una piel hermosa, las mejores *boobs* de mi vida y una capacidad de manifestar sueños de una forma encabronada. Y en vez de enfocarme en lo que sí tenía y comerme el mundo de un bocado, estuve envuelta en ansiedad y propagando una dismorfia corporal que se recargaba en la idea constante de no "tener", de no "verme" como creía o me habían dicho que debía ser. Cuando veo fotos del 2007, que fue cuando entré al conservatorio de actuación, es doloroso reconocer que la forma en la que me veía físicamente no corresponde en absoluto a cómo me sentía, y ver a esa Georgina de 20 años que no pudo disfrutar ese momento al cien por falta de herramientas y falta de apreciación me hace sentir tristeza.

Es rarísimo para mí pensar en felicidad. Cuando alguien dice: "Soy feliz", creo que miente. Pienso que lo que quieren decir es: en este momento me siento feliz. Es eso, un momento. Nadie puede ser feliz todo el tiempo, al menos yo nunca he experimentado felicidad por más de un minuto sin que cambie ese sentimiento de extrema felicidad. Lo que sí he sentido son instantes de felicidad y he descubierto que lo que conecta esos instantes es "una sensación llena de mí". Una sensación llena de mí es una que no resulta ajena a mi cuerpo, a mi mente y a mi corazón. Es una sensación que involucra mi poder de decisión, donde cognitivamente decido habitarla por un tiempo determinado, es decir, yo decido cuánto alimento este placer o cuánto alimento este dolor para prolongar o detener la misma. Lo que conecta mis instantes de felicidad es mi vida *real*. Y a esos momentos los he llamado "mi camino de desaprender". Desaprender todo lo que he aprendido hasta este segundo en el que estoy escribiendo este libro. Está perro, no te voy a mentir, pero **es lo único que me ha dado la oportunidad de conocerme de verdad, y sin la opinión de un externo puedo conocer con brutal honestidad qué es esto que soy, qué es lo que a mí me mueve y qué tengo que regalarme para estar bien conmigo.**

También algo importante que sé es que la única persona que sí va a permanecer conmigo cuando tome mi último aliento seré yo. Yo conmigo, siempre conmigo. Yo me acompaño a todos lados, soy mi cómplice y estoy en los momentos terribles, como también en los felices. Yo soy la que sufre, la que ríe, la que siente, la que se emociona, la que ama, la que odia, la que miente o sonríe. Yo estoy aquí, conmigo. Siempre conmigo. Y para todas esas promesas que me hice, repito esto: **Yo no soy una promesa, soy una posibilidad constante.**

No tengo que ser "algo", sólo tengo que ser yo, mujer 🧍.

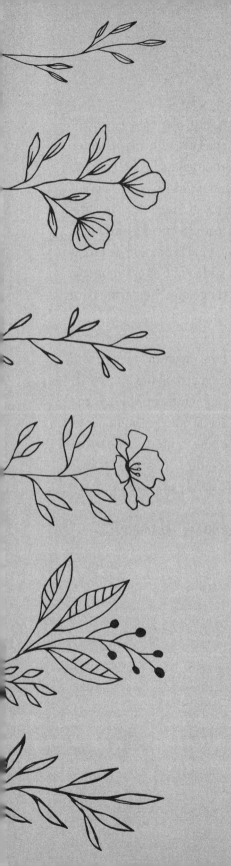

"Me amo", la frase más difícil de sentir

La pregunta que responde este libro es: "Cómo amarme". Más exactamente: "Cómo me puedo amar todos los días". He de confesar que no sé todas las respuestas, pero lo que he descubierto me ha cambiado en muchos sentidos y, llevándolo a la práctica, me ha ayudado a amarme.

Para empezar, te quiero contar un secreto de mi corazón. Hasta el día de hoy, el término "amor propio" representa una dicotomía en mi vida. Estoy consciente de que sentir y practicar amor propio es la única solución a mi sensación de escasez de valor personal y, a pesar de que todo el tiempo hago cosas para generar amor propio, en realidad me cuesta mucho trabajo sentirlo genuinamente.

Tengo una dismorfia corporal, de la cual te hablaré más adelante, que básicamente rige mis días; una fijación por la forma de mi cuerpo y por la estética de las cosas en general. Me he perdido de experiencias porque no me reconozco en el espejo. He creído que no puedo ir a tal evento porque tengo que bajar de peso o porque mi piel no se ve como quisiera, es como si no me sintiera "apta" para presentarme en público. Mi estado físico ha estado comprometido con mi salud mental y he recurrido al sometimiento a procesos violentos para estar "feliz" con mi cuerpo. Le tengo miedo a los espejos y al mismo tiempo soy adicta a mi reflejo; el tiempo que paso pensando en mi forma o en la forma de las personas es desgastante, drena mi energía. Esta dismorfia corporal ha hecho que mis niveles de ansiedad sean tan grandes que en más de una ocasión he terminado con ataques de pánico o con un desorden alimenticio que se llama *binge eating* o, en español, atracones de comida. Si he dedicado tiempo a entender y descifrar el concepto de amor propio es porque con frecuencia se escapa de mis manos.

Pero... ¿cómo puedo propagar amor propio si no puedo confiar en mis propios pensamientos o en mi percepción personal? Vivir con dismorfia corporal es mi secreto. Te explico mejor: si la dismorfia no hubiera sido parte de muchas de mis decisiones, de mi día a día y no la hubiese afrontado como lo hice, hablaría sin conocimiento de causa y no te aportaría nada.

Muchas veces dudo de mi valor individual porque no entiendo cómo se siente el amor propio en mí, y tampoco sé al cien por ciento si el amor propio se siente igual en todas las personas. En realidad nadie, nadie sabe cómo se siente el amor en el otro, sólo sabemos cómo se experimenta desde nuestra propia versión, y cuando la salud mental de uno está lastimada es complicado definirlo.

En mi camino de amor propio, la única constante ha sido la práctica, la acción fiel alrededor de elegir sentirme bien conmigo, sin importar si lo logro o no. Practicar amarme por encima de cualquier circunstancia (en especial de mi percepción física) es lo que le permite a mi corazón decirme en secreto: lo intentaste. Sentir que al menos activamente lo estoy intentando es mi experiencia de amor propio. Intentarlo una y otra vez...

Desde que tengo 16 años he querido operarme la nariz. Es una idiotez en la escala de lo que de verdad importa en la vida, pero es algo que siempre he querido. Tengo una nariz grande, a la Sarah Jessica Parker, y la idea de ahorrar para la operación y modificármela estuvo sembrada durante años hasta que conocí a mi esposo. Cuando lo vi por primera vez pensé que era igualito a mi hermano cuando íbamos en la secundaria; mi esposo es mi clon, parecemos hermanos y tenemos la misma nariz. Una amiga muy cercana dice que cuando tengamos un hijo el doctor nos va a decir: "Felicidades, tuvieron una nariz". Mi esposo ama mi nariz, le gusta al grado enfermo de ser un narcisismo absoluto. Cuando traje a la conversación la idea de operármela, todo se puso *heavy*. Quizá fue una de las discusiones que más ha cambiado mi vida. Mi esposo me dio su punto de vista de mi autenticidad junto con el carácter de mi nariz, la percepción de lo que él considera estéticamente hermoso es la idea sutil de que mi belleza física única radica en este punto. Después de llorar y enojarme horrible porque "tú no mandas sobre mi cuerpo, yo ya tengo el dinero" #yosoycabrona, mi esposo expuso la idea de que él siempre escogerá por encima de cualquier discusión estar bien entre nosotros y sentirnos felices, y que en efecto la percepción que él tiene de mi cuerpo (en este caso, mi nariz) es de él, pero que mi cuerpo es mío. "Si eso te hace feliz, hazlo". También entre lágrimas me ofreció pagar la operación con un cirujano de mucho renombre. Güey, me destruyó. No pude quitarle algo que ama con esa intensidad. La idea de cambiar mi nariz se desvaneció.

Hoy amo mi nariz porque me recuerda a él. Es como tenerlo conmigo o verlo cada vez que me veo al espejo. Mi nariz es nuestro punto de encuentro en la distancia. El día que mi esposo muera, yo seguiré teniendo esta nariz y podré seguir viéndolo. Hoy amo mi nariz porque no se ve como yo quiero, pero él está ahí y soy alabada por ella. Este ejemplo representa todo lo que no puedo ver de mí misma o lo que no creo valioso de mí. Es triste saber que sólo cuando el exterior me valida algo, pueda yo darle el mismo valor. Mi nariz representa ahora un punto de arraigo en lo que el amor físico por mi cuerpo puede sentirse. Algo que quizá no entienda nunca pero decido aceptar. **Aceptar aquello que no puedes o no quieres cambiar de tu cuerpo es una entrada al amor propio físico.** Para todes los que vivimos con dismorfia corporal, un regalo así te cambia la vida.

El primer paso para que el amor propio florezca radica en observar y hacerte consciente de tus **FALSAS CREENCIAS** para, una vez ubicadas, desaprenderlas. Lo más intenso que pretendo ofrecerte en este libro es abrir tu mente para que puedas identificar cosas que crees ciertas y que en realidad son **FALSAS CREENCIAS**. Éste es el descubrimiento más sólido que he tenido en mi vida. Descubrir mis **FALSAS CREENCIAS** ha sido y es un pilar que me permite avanzar en mi camino de amor propio y en mi vida profesional. Desaprender es perrísimo, pero vivir bajo el yugo de algo que no te suma sin darte cuenta es más doloroso que difícil. Este libro es crudo y puede hacerte sentir vulnerable. **Si bien evitar a toda costa la vulnerabilidad me alejó del dolor, evitar el dolor me alejó del amor.** El amor más bonito que he experimentado por mí lo viví cuando me permití sentir todas mis emociones sin filtrarlas, se activó cuando cuestioné todos mis pensamientos, principalmente los automáticos, de cuanto considero cierto, bueno, malo o mejor, y al final se mantuvo constante cuando dejé de hacerme la fuerte y me permití gritar y llorar desde lo más profundo de mi corazón, sin categorizar por qué lloro o sin tratar de entender qué es lo que me pasa. Ése es el amor bonito que me ha permitido abrirle un espacio a todo lo que no entiendo de mí y del mundo. **Mi "amor propio" es un amor que no exige entendimiento, este amor sólo busca y da atención donde necesito conexión.**

Pensar que necesitas entender las cosas para amarlas es una **FALSA CREENCIA.** Nosotros amamos antes de entender, y parece mentira que sigamos creyendo que para poder ser honestos con nuestros sentimientos tengamos que entenderlos primero. Puedes entender una situación, una experiencia traumática, una relación trunca, un accidente, una serie de eventos y sus consecuencias, todo eso, claro que lo puedes entender a su tiempo y con ayuda, pero qué sentiste, cómo, dónde y por qué es un camino totalmente personal. Y permitirte sentir antes de categorizar es básico para conocerte sin filtros.

Ser fuerte y no decir lo que de verdad siento por educación o por no hacer sentir mal a otra persona es la primera **FALSA CREENCIA** que superé en mi vida. Cuando supe descifrar qué cosas creía verdaderas, cuáles reglas acataba en mi vida (como si vinieran de un capataz, sin cuestionarlas), puse en perspectiva qué tanto era yo la que decidía y tenía "libre albedrío" y qué tanto era mi **FALSA CREENCIA** haciéndome actuar por miedo, por ignorancia, por educación, por bagaje cultural, por compararme con la "mujer exitosa" o simplemente por seguir como borrego a los demás por mi constante FOMO (*Fear of Missing Out*) 👽.

Para platicar un poco más sobre esto, recopilé unas cuantas **FALSAS CREENCIAS** que te quiero compartir, para que cuestiones si tú también las tienes o las tenías. Si ya las desaprendiste, revisarlas te dará la oportunidad de ver en dónde estás parada con respecto a tu valor personal y tu salud mental. Y si es tu primera vez cuestionándolas, te ofrezco recursos de información para que consideres otra perspectiva. Te voy a contar algunas experiencias íntimas y te compartiré mi caja de herramientas de autoayuda. Esta caja la he estado nutriendo con el tiempo y para cada momento complicado que me ha sucedido he encontrado un antídoto. El antídoto para todos, TODOS tus problemas, está en tu cuerpo, te ha acompañado más tiempo del que imaginaste, y es tu ciclo menstrual. **Tu código de creación, la llave al éxito de tu vida y el verdadero amor propio están escondidos en la relación que tienes con tu ciclo menstrual. Para mí, el cuidado personal por medio del ciclo menstrual es la verdadera definición de amor propio. Todo lo que haces para cuidarte y amarte fuera de honrar tu ciclo sin duda es muy positivo, pero cuando te das la oportunidad de ir a favor de tu ciclo y no en contra (como dicta el sistema patriarcal, al cual hemos sido sometidas), eso habla de una práctica de amor propio maduro, de una relación de honestidad y de un estilo de vida protegido por tu propia energía femenina. Un ciclo consciente es tu derecho divino y también tu responsabilidad.**

Antes sólo conectaba con mi ciclo menstrual durante la menstruación, y digo "conectaba" porque literal me hacía consciente de que estaba ahí cuando veía sangre y sentía dolor. Mi única conexión con el ciclo era a través del dolor, y no fue hasta que honré mi ciclicidad femenina a cada instante que pude usar mis fases como una brújula interna de salud. Desde que honro mi ciclo todos los días, mi vida se ha vuelto mucho más consciente, bonita e incluso dejé de huir del dolor, adquiriendo un sentido femenino autónomo y soberano que me abraza y protege también de mis propias inseguridades. Amarme y respetarme usando mi ciclo menstrual se volvió mi estilo de vida, y después entendí que más que una forma de vivir es un derecho que tenemos todas las personas menstruantes.

En este libro te voy a contar mi experiencia y a enseñar cómo uso mi ciclo menstrual como un recurso de desarrollo personal porque el ciclo provee todas las herramientas que necesitas para conocerte, para manifestar sueños, para sanar tu mente-corazón, para practicar amarte por encima de todo, para crear una realidad escogida, para sentir amor-respeto por tu cuerpo y para vivir en abundancia. A través de mi ciclo creé una vida de la cual me siento orgullosa: rutinas de cuidado personal muy sólidas, una práctica de amor consciente por mi cuerpo, una salud mental y emocional más orientada al balance, y el ciclo es la herramienta que utilicé para manifestar el trabajo más chingón que he tenido en mi vida, donde gano en dólares como productora en Pinterest TV 🤑. Güey... PINTEREST, lo que + amo de *social media*, así que si yo pude, tú también. Tú y yo somos exactamente lo mismo, estamos hechas de la misma piel y el mismo amor, la única diferencia es en dónde ponemos nuestra atención y a qué le damos poder todos los días. Todo lo que ves en mí es tu propio reflejo, y si lo ves, lo eres.

Esto que te cuento es al día de hoy, pero, como todo mundo, mi presente proviene de un origen, algo que me ha ayudado, en mayor o menor medida, a lograr algunos objetivos personales. Algo muy importante sobre lograr objetivos personales y profesionales es el privilegio. Mi privilegio radica en que he tenido el tiempo para observar, desarrollar y aprender todo de mí, porque mis necesidades básicas han estado cubiertas. Fueron cubiertas por mi familia, mi estatus económico y el privilegio de mi apariencia física que me ha permitido ser aceptada en muchos espacios. Tener tiempo para explorar mi esencia femenina también ha sido un privilegio. Nací en una familia de clase media con acceso a una educación profesional que me ha permitido conectar con círculos sociales que han ayudado a mi proceso. Consciente de todo ello he podido descifrar qué quiero de mi vida y cómo participo en ella. Para poder descifrar el nivel de amor propio que mereces, tus necesidades básicas tienen que estar cubiertas (casa, comida y sustento); si ahorita nada más estás enfocada en hacer lo posible por cubrirlas, te admiro profundamente. Ten en cuenta que lo estás haciendo muy cabrón. Recibe esta información como tu plan a futuro, con la mente abierta y en contacto contigo misma vas a encontrar el balance más rápido de lo que crees.

Si tú tienes comida, casa y tiempo, eres privilegiada al igual que yo y podrías permitirte tomar un tiempo exclusivamente para conocerte. De ti depende cómo utilizas ese tiempo y cómo diversificas esos recursos.

Durante este libro encontrarás herramientas en forma de ejercicios activos y otras en varios recursos de información que sirven para ser adaptados a tu ritmo y a tu vida. Verás algunos códigos QR que te llevarán directamente a contenido digital exclusivo para ti.

Para poder usar este libro con éxito, hay un *disclaimer*:

Todo lo que leas aquí viene de mi propia experiencia y de la de muchas *mujeres medicina*, quienes a través del conocimiento compartido son capaces de sanarse y sanar el exterior. Todo funciona y todo tiene un efecto. Cada herramienta, ejercicio y recurso de información que está puesto aquí se activa por medio de tu propia energía creativa. Para cada mujer es una experiencia distinta y hay cosas que funcionan dependiendo del tiempo-espacio en que se integran. **Este libro no es una guía o un manual, este libro es un semillero.** Cada que lo leas, plantas la semilla. Tu libro es un bálsamo de cariño, no necesitas hacer los ejercicios, no necesitas hacer las recetas o llevar al pie de la letra todo lo sugerido para recibir esta oración femenina. Con el simple hecho de leerlo recibirás lo que puedes y estás lista para recibir: se plantará la semilla. Mi intención es que descubras qué de todo esto que lees tiene sentido para ti, qué sientes al imaginarlo, qué se activa en tu interior que pueda mejorar tu experiencia de vida, qué otra cosa le puedes anexar, cambiar, crear a partir de esto que recibes, y eso es lo que te recomiendo que protejas siempre. Tu sello único de amor. Quién eres en cada decisión que tomas. No cedas tu poder a este libro, celebra la revolución interna que se crea en ti a partir de leerlo. Este libro existe porque hay un par de ojos que lo leen, tú eres el verdadero poder.

Y para concluir: tienes que descubrir qué chingados quieres 😑. Ya sé, ya sé... saber qué queremos es complicado cuando aún no nos hemos dado el tiempo de investigar quiénes somos. En mi experiencia con muchas mujeres con las que trabajo directamente o veo en sesión, he descubierto que no es que no sepamos lo que queremos, es que tenemos conflictos de valores, decimos que queremos una cosa, pero en realidad queremos el resultado o una versión similar a la experiencia de otra. No queremos "ser" felices, queremos "estar" felices, que en mi opinión no es lo mismo. No es que queramos específicamente el trabajo, la bolsa, el esposo, el cuerpo o la vida de "otra persona", créeme, nadie quiere la vida de Ophra, querrán su dinero pero no su vida, lo que sí queremos es la calidad de experiencias que esas "cosas" representan. Y las cosas que creemos necesitar para estar felices suelen presentarse cargadas de mucha emoción y mucha insistencia porque la mayoría de las veces no reconocemos que ya tenemos una versión de éstas, en este mismo instante.

Entonces entra nuestra capacidad de aceptar que lo que queremos, antes de requerir acción o toma de decisiones de algún tipo para obtenerlo, empieza por reconocer que ya lo tenemos, y es ahí donde se crea la posibilidad de prosperar propagándolo. El meollo es que dependiendo de cómo observes tu vida, esta propagación se vuelve directamente proporcional a lo que le das valor. Si tu enfoque es aflicción, manifestarás desaliento. Si tu enfoque es amor, manifestarás amor. **Si le das valor a todo lo que NO tienes, le darás valor a la escasez, y propagarás carencia. Si le das valor a todo lo que SÍ tienes, le darás valor al agradecimiento** y propagarás abundancia. Esta vida depende del observador, la descripción y manifiesto de nuestra experiencia.

Manifiesto es una declaración física sobre una emoción/vibración/pensamiento o palabra. Tú manifiestas físicamente todo lo que vas sintiendo, pensando, diciendo y haciendo. Ése es el poder que tienes sobre tu mundo y tu vida.

Cuando uso mi poder de manifiesto consciente es cuando puedo darme cuenta de lo poderosa que es mi mente y mi energía creativa. Me gusta enfocarme en conseguir objetivos basados en sensaciones/emociones más que en cosas materiales, porque es una manera muy sencilla de obtener "resultados" que no estén correlacionados a cosas o metas físicas. Por ejemplo, en vez de decir: "Ir al gym cinco veces por semana", aplico la de: "Quiero sentirme activa" y celebro cada vez que me estoy moviendo, ya sea en mi mat, aspirando mi depa, saliendo a caminar, metiendo el estúpido edredón en el duvet, haciendo ejercicio, exfoliándome la espalda, subiendo las escaleras o lo que sea que represente movimiento y eso me hace sentir que me cumplo mis deseos. Y cumplirme deseos a diario es la forma en la que he adquirido confianza personal.

Lo deseo + me lo cumplo = confío en mí.

Simple de escribir, no tan simple de lograr.

Pero querer algo afuera de nosotros es más fácil de definir y obtener porque es algo externo, aunque la gratificación instantá-

nea de obtenerlo no garantiza que sepas quién lo pide o el porqué lo quieres. Exactamente. Para entenderlo hay que contestar
estas dos preguntas: ¿quién eres? y ¿a qué viniste a este mundo?
O para simplificarlo: ¿por qué haces lo que haces?, ¿por qué? y ¿por
qué ahora?

Estas preguntas pueden llevarte al precipicio y también a la
cima. Todes en algún punto de nuestras vidas nos preguntamos
esto. Hay gente que aboca su vida a encontrar estas respuestas y
se funden con el todo. Otras simplemente nos arrojamos a descubrir de qué estamos hechos, viviendo muchas historias antes
de definirnos.

**Nuestro verdadero propósito es disfrutar la vida y nuestro
destino es amarla. Amar nuestra vida.**

No es tan fácil aceptar esa misión, así que si tú todavía no
sabes quién eres, qué es lo quieres hacer en la vida y/o por qué
haces lo que haces... Felicidades 👍. Eres honesta y eso es un valor bien perro que no es apreciado estos días. Creer que necesitas
saber exactamente qué estás haciendo a cada instante, tener una
meta definida y trabajar por "algo" específico todo el tiempo es
FALSO. Cuando dices "sí" a algo, todo aquello que no entra en esa
experiencia queda excluido. De la misma forma sucede cuando
dices "no", todo aquello que no se alinea a esa experiencia también queda fuera. Cuando estás en neutral, cuando dices: "No sé",
todas las posibilidades se abren. Permitirte estar en un momento
de incertidumbre, sin una carga emocional, es permitir que todo lo
que puede ser sea posible. ¿Ves? Esto se va a poner buenazo.

Bienvenida 🚶.

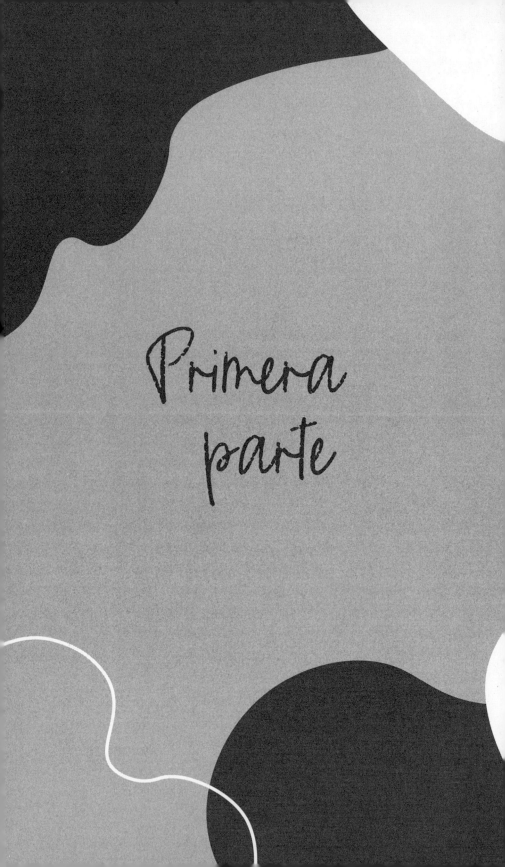

Primera
parte

El inicio de un viaje

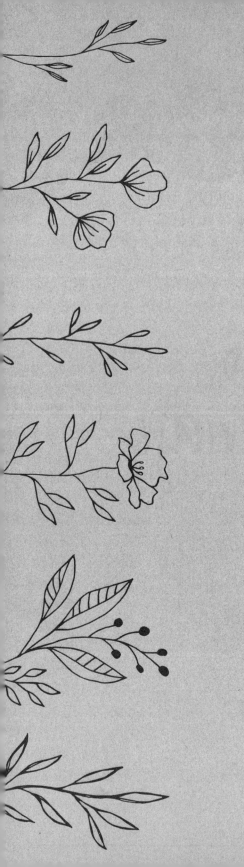

La Era de Acuario ♒... la razón por la que la energía femenina está presente en este tiempo.

Apenas ha dado inicio, y aunque no hay una fecha exacta que científicamente pueda comprobar el punto de partida de la Era de Acuario, se sabe que los cambios de energía cósmica se manifiestan por lo general en los equinoccios.

La Era de Acuario celebra la energía femenina, y todo aquel que avive o conecte con la capacidad de sentir, nutrir y estar receptivo resonará con la energía del cosmos actual. La era que le antecedió fue la de Piscis, con su avatar Jesucristo, una era de energía masculina muy enfocada a los sistemas, un ordenador tecnológico y el patriarcado. Aún no sabemos quién llevará el avatar de la Era de Acuario, pero sin duda, será una representante femenina. Esta era representa la conexión interna, el aire y la comunicación; buscará fortalecer vías para escuchar las voces guía, romperá el viejo orden, se crearán nuevas ideas, nos atreveremos a sentir, se iniciarán nuevas tecnologías que permitan redes más expansivas y el uso de la energía eólica será una prioridad por encima de los recursos finitos de la Tierra. El principal enfoque de la Era de Acuario es nutrir el entorno y hacer comunidad. Júpiter y Saturno, los dos planetas más grandes de nuestra galaxia, marcan la entrada de la Era de Acuario. Esta unión sucede cada 20 años, pero en Acuario cada 800 aproximadamente, y este momentazo sucedió en diciembre del 2020, aunque muchos afirman que en realidad empezó en el equinoccio de primavera, el 20 de marzo de ese año. Cabe mencionar que la Era de Acuario, al ser femenina y por ende creativa, se gesta en la sombra y su inicio se manifiesta en destrucción: 🫥¡Hola, covid!🫥. El caos es el inicio de la creación. Tal y como un parto, donde hay dolor, sangre, miedo, rompimiento de piel, llanto y por fin... nueva vida. El caos es creativo. El caos es el principio. Nunca olvides esto.

La Era de Acuario nos rige y la energía femenina nos llama. Quiero compartirte que llegará un momento en tu vida donde no te quede más remedio que rendirte ante la sabiduría de una fuerza mayor a ti, y cuando eso suceda, habrás entrado a la fase más real e intensa de esta vida. Ese momento en la existencia de todos los humanos es mágico. Cuando te abras a recibir las energías del Universo disponibles para ti, estarás siempre protegida y NADA podrá destruirte. Justo ahí, te encontrarás. Unida a ti y a mí para siempre.

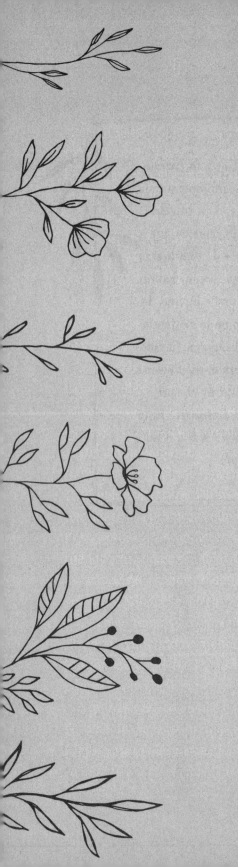

Todes tenemos abundancia

Mi problema en la vida ha sido éste: poner toda mi atención y mi poder afuera. Siempre he querido que me quieran, que me ayuden, que me resuelvan, que me den, que me escuchen, que me respeten, que me besen, que me hagan caso, que me abracen y que me acepten. Quiero que los demás lo hagan por mí. La solución a este problema ha sido lenta y la única que he encontrado: creer en mí y hacerlo yo. Suena idiota, pero **sólo cuando me he dado la oportunidad de intentar cosas y fracasar es cuando las cosas han sucedido.** Permitirme fracasar fue la manera en la que aprendí qué es lo que no me funciona. **Fracasar me enseñó compasión, y es lo único que deja dos opciones positivas cuando te pasa: o te vuelves el ser más determinado o simplemente te ahorra seguir perdiendo el tiempo. #winwin**

La Ley de la Circulación explica cómo todo es un flujo constante de dar y recibir, donde nadie puede dar lo que no tiene, de la misma forma que nadie puede recibir lo que no da. Una forma muy sencilla de explicarla es a través de nuestra respiración, no se puede inhalar para siempre y nunca exhalar, te mueres. Tampoco puedes solamente exhalar sin tomar aire, también te mueres. Este ciclo de dar y recibir (inhalar y exhalar) se tiene que cumplir siempre para estar en completo balance = vida. El problema es que damos lo que no poseemos (exhalamos sin tomar aire) o, por el contrario (no sabemos inhalar), muchas veces no tenemos idea de cómo recibir, con agradecimiento y sin culpa, los cumplidos, el amor, el cuidado y los bienes materiales que se nos ofrecen. Derek Rydall, un maestro espiritual americano, tiene un par de libros dedicados a esta ley, *Emergence: 7 Steps for Radical Life Change* y *The Abundance Project*.

La abundancia ya existe en nuestras vidas, sólo que algunos la tienen de algo que no quieren. Cuando he analizado en qué ámbitos de la vida estoy *off* (donde no inhalo y donde exhalo de más), es muy evidente que son esos mismos ámbitos en los que no la activo primero en mí y desde mí. La forma en que aprendí a usar la Ley de la Circulación de manera exitosa fue a través de observar y activar mi relación con el dinero.

Según yo, mi relación con el dinero no estaba mal, tan no lo estaba que nunca me había puesto a pensar cuál era esa relación. Sabía que me gustaba tener dinero, pero no sabía por qué siempre que tenía o producía o recibía dinero, venía acompañado de una carga emocional.

Pregúntate esto: ¿tú quieres más dinero en tu vida?, ¿o quieres experimentar la sensación de flujo de servicio y gratitud abundante? Yo también. ¿Cuánto dejas de propina, por lo regular? ¿10%, 15%, 18% o de plano no dejas? Cuando estás dejando la propina, ¿te sientes agradecida y abundante?, ¿o cómo te sientes? Esta respuesta es la clave.

Siguiendo la regla que cumple la Ley de la Circulación, tú recibes el mismo porcentaje que das sobre un servicio y la misma sensación que dejas sobre la firma o el dinero que pones en esa mesa. *Mic drop* 🎙. Es muy fuerte esto.

¿Tú quieres más dinero? DA MÁS DINERO. Y cuando lo des, siente gratitud. Lo mismo aplica para el amor, el respeto, la honestidad, el trabajo, el romanticismo, escuchar a los demás, aplica en todo. Activarlo en ti, lo activa en el otro y por ende en tu vida. La sensación y acción siempre debe *marchar* en armonía.

Lo que generalmente me pasaba era que mis acciones con respecto a mis finanzas nunca estaban en armonía con lo que sentía y eso sólo propagó desbalance. Con respecto al dinero, esto era lo más recurrente: primero tenía dinero, pero no lo gastaba por temor a perderlo y cada vez que hacía una compra, aun cuando era una compra completamente necesaria, tipo el súper, me estresaba ver la cuenta final, o buscaba lo más barato para "gastar menos", incluso si la cuenta era algo normal, me sentía insegura por no haber hecho más *research* o no haber podido ahorrar más.

Otra era que "ahorraba" para algo caro y usaba esa compra como un premio por algún triunfo, pero cuando al fin lo compraba, me sentía culpable de haberme gastado tanto dinero en una sola cosa. Entonces ni honraba el tiempo y esfuerzo que me tomaba juntar ese dinero, ni tampoco disfrutaba al cien la posesión de ese objeto. Era megafrustrante.

Quería tener una buena relación con el dinero pero mi relación con él estaba basada en el miedo, el control y una completa ignorancia de cómo funcionaba éste y su flujo. Cómo quería tener una mejor relación con el dinero si siempre estaba tratando de controlarlo y no agradeciéndolo, si me lo gastaba en lugar de invertirlo. A nadie le gusta que lo controlen, que no confíen en él y que no lo celebren. Y tal cual, mi cuenta se vaciaba de la nada de un momento a otro, por mi falta de educación financiera. Y volvía al mismo círculo, ganar dinero, gastar de más y luego gastar de menos con miedo a perderlo, para después evidentemente perderlo todo por una situación de miedo. Un círculo vicioso que no me permitió salir de esa posición económica durante todos mis veintes. Para sanar mi relación con el dinero, de entrada tuve que reconocer que no tenía una relación sana con él, que no sabía cómo funcionaba, cómo se ve una relación sana con el dinero ni cómo quiero que esa relación se exprese en mi vida. Y para hacer más dinero, tuve que saber de dinero.

Creer que puedo tener acceso a algo que no conozco es una **FALSA CREENCIA.**

Invertí tiempo en aprender de finanzas, aprendí de economías pasivas vs. activas, dejé de ceder mi poder financiero a mi papá, a mi esposo o a un banco. Empecé por motivarme para aprender y hacer inversiones en la bolsa y entender los mercados internacionales. Invertí en una cartera costosa que representa el tipo de mujer que tiene una relación con sus finanzas y la mantengo limpia y organizada. Mi cartera me hace sentir orgullosa, es mi punto de conexión con mi mejor amigo: el dinero. Hasta le hice una carta de perdón al dinero y le prometí honrarlo después de leer el libro de Jen Sincero, *¡Eres un chingón!* Lo que sea para perdonarnos, amarnos y no abandonarnos. Le prometí dejar de buscarlo sólo cuando lo necesito y apreciarlo cuando viene a mí sin juicio. Ahora cada que hago una compra en vez de decir "costó" o "gasté" digo "invertimos, Dinero. Invertimos en nosotros" (cuando digo "invertimos", me refiero a dinero y a mí, somos inseparables. #BFF).

Para que puedas encontrar todo lo que necesitas saber de educación financiera tienes que empezar por desaprender esto:

Creer que el dinero es malo o que el dinero siempre trae problemas es una FALSA CREENCIA.

El dinero es y tiene que ser una relación amorosa en nuestras vidas. Mi relación con el dinero es una prioridad. Lo pienso como una amistad increíble, le dedico tiempo aprendiendo de él, acepto sin juicio cómo va evolucionando y me adapto a las nuevas formas de manifestarse. Si aún no tienes Crypto ni una economía pasiva, es momento de aprender qué es y cómo lograrlo. Mi economía pasiva es lo que me permite hacer dinero mientras duermo y mis inversiones, ya sea en Crypto o en *stock* de empresas a las cuales me siento alineada, es lo que me permite seguir aprendiendo de dinero. Mi economía activa es en lo que trabajo a diario, lo que me proporciona dinero semanalmente. Mi economía pasiva es lo que la renta de una propiedad me da de forma mensual. Mis inversiones brindan un rendimiento que vuelvo a invertir constantemente para incrementar mi inversión inicial, pero este rendimiento no es constante, pues en el mercado algunas veces pierdes y otras ganas. Todas estas fuentes de ingreso se juntan y de ese monto decido cuánto estoy poniendo para mi retiro, cuánto para vivir, cuánto para mis seguros, cuánto para un enganche de una nueva propiedad, cuánto para un proyecto personal, cuánto para cuando me embarace, etcétera. Con mi dinero puedo hacer lo que me da la gana y yo decido cómo y en dónde invertirlo.

Que no te dé pena preguntar, buscar esta información es tu derecho pero también tu responsabilidad, porque entre más mujeres tengamos una educación financiera y seamos autónomas de nuestro propio dinero, más oportunidades habrá para nosotras. Desafortunadamente, mucha de esta información sólo está disponible para un grupo selecto liderado en su mayoría por hombres, pero eso no debe mermar nuestras ganas de aprender. Ya tienes internet, si lo mismo que le dedicas al día a tu Instagram o TikTok lo dedicaras para aprender de dinero, serías otra mujer.

La relación de las mujeres con el dinero y el manejo de sus finanzas ha estado basada en el miedo y en el control. En México siete de cada diez mujeres enfrentan violencia económica, donde solamente 6% de las que trabajan ganan 12 000 mil pesos (600 dólares) mensuales, pues sólo cuatro de cada diez mujeres mexicanas tienen acceso al mercado de trabajo. Hay 26 millones de mexicanas que no tienen un ingreso propio, ¡¡¡¡26 millones!!!! Si hipotéticamente cada una de ellas pusiera 10 pesos, tendríamos 260 millones de pesos para hacer algo por todas. Esta violencia cimentada en la economía es la que ha negado durante décadas que las mujeres mexicanas tengan independencia, y siendo esto un abuso por parte del sistema, también es una responsabilidad compartida de todas las que sí podemos educarnos financieramente y usar esta educación para generar proyectos y trabajos que empleen a otras. Que hablemos de dinero, que digamos cómo lo hacemos, que exijamos equidad de sueldo, que paguemos lo justo por los servicios que dan otras mujeres y que al mismo tiempo sean nuestros sueños los que generen nuevas oportunidades que las empleen es como representamos un cambio verdadero.

A mí me gusta el dinero y el dinero siempre está disponible para mí desde que lo respeto, lo conozco y lo honro, sin juicio y sin miedo. A partir de que me propuse mantener una relación más activa con él, de intercambio y no de transacción, es que descubrí que el dinero es la manifestación física del flujo de amor que hay por lo que hago y que puedo compartir con otros.

Los libros que recomiendo sobre dinero son: *Padre rico, padre pobre*, de Robert T. Kiyosaki; *Broke Millennial*, de Erin Lowry; *Piense y hágase rico*, de Napoleon Hill; *Eres un@ chingon@ haciendo dinero*, de Jen Sincero; *The Age of Cryptocurrency*, de Michael Casey y Paul Vigna, y *A History of Money*, de Glyn Davies.

Cuentas que recomiendo: @lidh_finanzas, @mujeres.invirtiendo, @ellevest, @girlboss, @beworthfinance, @thefiancialdiet y @your.richbff.

Podcast: Jefaza, The Clever Girls Know, Lana&Podcast, El Club de Inversión, Her Dinero Matters y The Wander Wealthy Podcast.

Pero también ten claro que no por leer todos estos libros, seguir todas estas cuentas y escuchar todos estos podcast es que conseguimos libertad financiera, lo único que la garantiza es tener acceso a múltiples flujos de ingresos que en su mayoría sean pasivos o que cambies el valor que le das al dinero. Lo que hace que logres cualquier otro objetivo es que lo que sea que hagas tenga una relación directamente proporcional a la que se siente bien, y si te encanta cómo se siente, seguro amarás hacerlo y continuar con ello. Esto provoca que tu campo energético vibre alto constantemente y para mantenerlo hay que reconocer a consciencia todo aquello que sí sucede de manera óptima, que se siente bien y ocurre sin forzarlo.

Es importante no dejar pasar desapercibido lo que consideramos normal, por eso poner nuestra atención en celebrar las minivictorias cambia radicalmente la sensación y amor por lo que hacemos. Para mí, incluso bañarse cuenta como una minivictoria, regalarse una sonrisa en el espejo cada vez que intentas algo nuevo. Dejar que el proceso de aprender algo se exprese como se debe de expresar. Darnos más atención explotando de amor por todo lo que hemos avanzado y por nosotras mismas, principalmente inhalar de regreso ese amor que con tanta libertad vamos dando a los demás es como podemos regresarlo hacia nosotras porque todo lo que estás buscando ya existe. El hecho de que lo quieras significa que alguien más ya lo tiene y la única diferencia entre tú y esa persona es que ella lo cree real. Activarlo es tu derecho, y cuando de verdad entiendes esto, te das cuenta de que existe la posibilidad de tenerlo a partir de este momento.

Muchas mujeres no logran alcanzar su máximo potencial porque no creen que pueden o porque alguien les dijo que no pueden. Nadie sabe que lo vas a lograr hasta que lo logras, eso es algo que nunca va a cambiar. Es más, ni tú misma sabes que lo harás hasta que ya lo hiciste. Muchas veces aun alcanzando el sueño de nuestras vidas o viviendo este objetivo no lo podemos ver hasta que lo vemos. Confiar en ti, creerte capaz, educarte, preguntar, pedir guía y *mentorship*, crear tus propias oportunidades es lo único que permite que lo logres. Y lo más cabrón y chingón de este proceso es que la energía que hay detrás de todo ese empuje ERES TÚ. Tú moviendo todo tu mundo y tu realidad para crearlo y hacerlo. *Entonces ya lo tengo, está aquí* ✨. *Conmigo, siempre conmigo* ✨.

Cuando una señora me dijo: "Mira en tu interior" 🙄

espués de pronunciar esa frase, la señora se rio de mí. Y yo sentí *cringe*. Yo odio cuando alguien me dice dichos, me choca. Sin embargo, los dichos contienen verdad. Lo que la señora quiso decir fue: "Lo tienes todo", y "todo" significa "EL POTENCIAL". Tienes una energía interna infinita que enfocada en lo que sí hay logra mover espacio-tiempo. Esta energía creativa te puede llevar a conquistar el mundo si empiezas por tu mente. Conquistando tus pensamientos serás la líder de tu vida.

Pero para poder activar nuestro potencial, es necesario saber cómo somos. Yo no tengo idea de qué la gires tú, pero aquí te dejo mi propia experiencia. Éste es mi *go to* de siempre. Actúo de dos maneras: no pido ayuda porque qué pena 😳 (o nadie lo hace bien, todos son unos idiotas 😫 y para que salga bien lo tengo que hacer yo 😌) o pido ayuda, pero lo que en secreto quiero es que la otra persona lo haga por mí. Sí, amiga, date cuenta, soy muy complicada 🫠.

Mi favorita de este combo y en la que tengo más experiencia es en no pedir ayuda. Ésta me encanta porque soy una mujer increíblemente talentosa y cero modesta. He trabajado muy duro por cosas y ¿qué crees? Me han sucedido. He comprobado muchas veces que el "trabajo duro" sí me trae resultados increíbles, pero alcanzar mis objetivos no me garantizó estar bien o sentir felicidad. Mierda, I know 😭. Todo, absolutamente todo lo que he querido, de alguna forma u otra, lo he obtenido. (Ya te dije que la modestia no se me otorgó en los regalos de Dios). Pero lo que en verdad es cagado de esto es que siempre he trabajado por cosas materiales o profesionales. Y en mi experiencia, ésas son fáciles de obtener si te enfocas. Lo que me ha sorprendido cada vez que logro algo es la sensación o emoción que me provoca tener esa cosa, y lo más triste ha sido el estado mental, emocional y físico en el cual he llegado a "disfrutar/vivir" esas metas.

Hablemos en este momento sólo del estado físico. He tenido broncas mil con mi cuerpo, I mean, hello? Dismorfia corporal. Y ya hablaré un poco más a detalle de esto, lo que quiero decir es que algo brutalmente irónico de cuando no he pedido ayuda, es que me he metido las friegas más grandes del universo provocándome un cansancio crónico circa 1999 cuando aprendí a lavar la cisterna de casa de mis papás. Y así como he creído que puedo subir garrafones de agua cuatro pisos, cargar mis maletas y cajas de mis múltiples mudanzas, cocinar para 15 personas, limpiar mi departamento como si Michelle Obama fuera a venir, sobre todo el baño, y además resentir a todos los que me están viendo y no me ofrecen su ayuda mientras me repito cosas espantosas tipo: "No has tomado agua, necesitas hacer más ejercicio, no te organizas bien, deja de tragar, vas tarde..."; perdí de vista que si mi cuerpo no está en óptimo estado, no puedo disfrutar nada. Y ¿cómo puede este cuerpo estarlo? Lo ejercito de más, no lo nutro y le digo "eres horrible y lento". Obvio, mi cuerpo se revela y me odia. Normal. Si a mí alguien me hiciera eso y me hablara como yo a él, lo mando ALV. (ALV es A La Verga, amo decir "verga" ... DLV es De la Verga, pero ya sé... sientes feo al leerlo😏).

Justo en mis cumpleaños🎂, que es cuando en realidad empieza mi nuevo ciclo de biorritmo, es cuando me pongo "metas" o "propósitos" y desde que cumplí 30 he tenido el mismo: descifrar cómo me quiero sentir. En todo. Parece fácil, podrías decir que te quieres sentir feliz o bien. *But girl... Good is sometimes boring*🙁. Yo no puedo parar, soy inquieta, creativa, loca, sexy, me gustan los retos y sobre todo me gusta la acción. La acción, el movimiento para mí es vida. Me pone la complejidad de las cosas, ¡me pone! 😎. Yo quiero arreglar todo, soy *fixer* por naturaleza. Así que si ese todo está bien, me aburro. Y dentro de las tantas respuestas a esta pregunta de "cómo me quiero sentir", y bajarle dos rayitas a mi ansiedad por desempeño, decidí que en la cuestión del área profesional sólo quiero sentirme productiva, y reconocerlo fue liberador. Porque ya no estoy enfocada en conseguir "un trabajo específico" o una "meta específica", puedo encontrar productividad en lo que sea que estoy haciendo, eso me aleja del resultado y me enfoca más en el proceso. Ah, el proceso... el camino de desaprender. Disfrutar el proceso, enfocarte en el proceso, vivir el proceso... *same shit* 🙄. Es perrísimo si no sabes ¿qué vrgs estás haciendo? (vrgs es vergas... 😁 *I know*).

Mi terapeuta me diagnosticó ansiedad por desempeño. Amiga, date cuenta, esto sólo lo descubres yendo a terapia. Sí, tengo ansiedad por desempeño. Es decir, hago mucho. Todo el tiempo. Y si no, siento que no valgo. Mido mi valor por la cantidad de dinero que gané al mes, los logros que voy acumulando, la cifra que dice el ATM que tengo, y lo más doloroso de mi vida es que yo quiero que esos logros sean grandes y la talla de mis jeans... que llegue a cero, plis 😭. ¿Capa externa, imagen, percepción de bienestar?, grande y Georgina desapareciendo. Bueno... esto es lo que hay. Quiero hacerlo todo y no pido ayuda, pero me enojo cuando no me la ofrecen. Quiero que la ofrezcan para decir "no, gracias". Me canso, mi cuerpo se revela y me voy a dormir llorando, chupándome el dedo índice y medio de mi mano derecha, porque no superé la etapa oral y sigo chupándome los dedos a mis treinta y tantos. Wow, DLV 😔. (Ya sabes lo que significa).

Si tú crees que no necesitas ir a terapia, NECESITAS ir a terapia. Todos necesitamos ayuda. Creer que no necesitas ayuda es una **FALSA CREENCIA**.

Decidir cómo me quiero sentir ha hecho cambios muy sutiles en mi forma de actuar que de a poquito me han dado la oportunidad de ver cómo son estos "procesos". **Antes de poder disfrutar el proceso tienes que observarlo y detenerte a verlo. Esto, amiga linda, es lo más complicado que he encontrado en mi camino de desaprender. Ir despacio. Detenerme. Estar. No hacer nada. Experimentar valor por el simple hecho de existir. Tomarme un momento para sentir. Y vivir. Mi vida es lo que está pasando justo en este instante.** Aquí en este momento, mientras lees estas líneas que escribo en mi laptop, ésta es nuestra vida. Aprender a existir a consciencia y luego descansar ha sido un arte para mí. A veces me repito esta frase: "Cuando soy suave, cuando voy lento, existo".

Y obvio, las dualidades. *Meet* esta otra mujer que soy, pidiendo ayuda y en secreto queriendo que los demás lo resuelvan y lo hagan por mí 🙀. Y ¿qué crees? También me ha dado resultado, pero como soy una perfeccionista intensa, me frustro mucho cuando las cosas no salen como yo quiero y pierdo el tiempo. Lo que se tarda la otra persona en *deliver the freakin' result* y lo que me tardo yo en "mejorarlo" o hacerlo "bien" 🧎.

Soy una cosa fantástica y todavía me queda energía para sonreír. Bueno, si me lo pide un hombre, entonces no sonrío. (Amo esta frase, en la voz de Jane Fonda, por fa).

Cuando quieres que los demás hagan el trabajo por ti, nunca se va a ver como podría verse si lo hicieras tú. Y aunque pedir ayuda es lo más importante para poder avanzar en términos del exterior, hay cosas que se tienen que ajustar dentro de nuestro cuerpo y mente para siempre tener acceso a las "ganas" de seguir adelante. Yo me he dado cuenta de que hay cosas tan mías y emociones tan viejas que el simple hecho de recordarlas me genera una completa inestabilidad corporal y suelo enterrarlas muy profundo para no recordarlas, pero regresan a mí constantemente, quieren ser vistas y entendidas, como yo. Las emociones y experiencias dolorosas o vergonzosas sólo quieren ser celebradas, que las hagamos visibles en nosotros, que las vivamos, que las integremos y las sintamos. Guardan un código de amor escondido. Cuando hay dolor sin reflexión, es decir, cuando no te cuestionas por qué te dolió, cómo te dolió o por qué te sigue haciendo sentir mal, sólo te quedas con eso, con el dolor. Cuando reflexionas por qué te lastimó y por qué reaccionaste así, abres tu código personal de amor, uno que te indica lo vulnerable que eres, cómo eres y cómo sientes. Eso es *amor propio*. Saber cómo amaste ahí, en esa situación. La forma en la que reaccionamos es por amor o falta de, pero siempre en amor. Recuerda que el miedo simplemente es falta de amor y, no mames, te tengo noticias: ese procedimiento sólo lo puedes hacer TÚ. Sólo tú lo sentiste, sólo tú lo lloraste, sólo tú: contigo, siempre contigo.

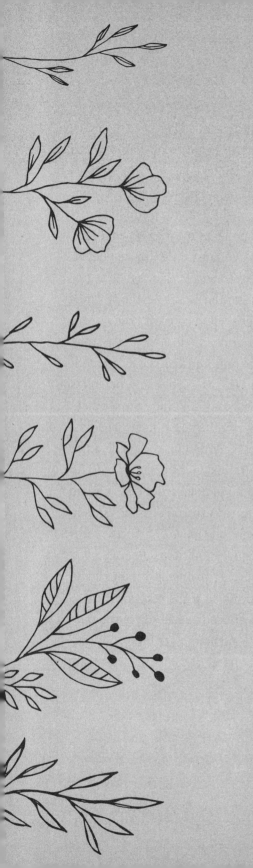

Por qué tenemos miedo al dolor y por qué es importante afrontarlo

Estuve 30 años evitando a toda costa sentir dolor y evitarlo fue tan difícil como cargarlo por tanto tiempo. El dolor ha sido una especie de maestro en mi vida. Cuando algo te duele es una llamada física de atención. Y cuando te duele por mucho tiempo, te acostumbras a cómo eres con ese dolor y das por hecho que así funcionas, y te identificas con esta versión de ti misma. La no acción sobre algo que te duele también es una acción. Decidir no sentirlo es engañarnos, pues podrás no poner tu atención ahí, pero irremediablemente el dolor avisa de su existencia con un recuerdo, una incapacidad física, una palabra, una fotografía o una canción. Cuando he decidido no sentirlo, ha regresado con la misma fuerza con la que lo he enterrado. **Todo el dolor que físicamente has experimentado hasta ahora en tu vida, sea por un trauma emocional o un trauma físico, necesita ser expresado para poder transformarte y sanarte.**

Cuerpo físico: tu cuerpo.
Cuerpo emocional: caparazón de energía que recubre tu cuerpo físico por dentro y por fuera.

Considero que le tenemos miedo al dolor por dos razones: la primera es porque despedirnos de quien éramos antes de ese dolor nos paraliza. Cuando eso que pasó nos provocó un trauma físico o emocional y por ende un cambio inesperado en nosotras mismas, se genera un instante de shock que no estábamos preparadas para recibir, y como consecuencia mata la vida o la versión de nosotras que existía o que conocíamos hasta ese momento. Cambiar lo que "éramos" antes de ese dolor sin nuestro consentimiento es paralizador. Cuando una situación "externa" forja consciencia sobre algo de nuestras vidas, el luto de la pérdida de la versión pasada a veces es aún más grande que el dolor mismo de la situación.

Entonces todas las veces que tengamos situaciones o emociones parecidas a cuando perdimos esa versión nos hará sentirnos inseguras, pues creemos que lo volveremos a perder todo o que ya nunca nada será como antes.

Creer que la versión "sin dolor" de nosotras mismas era la mejor es una **FALSA CREENCIA**.

Creer que ese dolor o esa situación es la razón de tu falta de amor también es una **FALSA CREENCIA**.

En este primer punto es fácil perder de vista el principio básico del cambio. Todo está siempre en movimiento, nada permanece estático. Aquello que no se mueve está inerte. Si hay vida, hay cambio. Tu ciclo cambia cada día, cada vez que inhalas y exhalas hay un intercambio físico, tus células se renuevan, entran días y noches y tu mente se va adaptando a todos los estados de ánimo que recorres durante el día. Siempre estás en movimiento.

Creer que no hay cambio constante es una **FALSA CREENCIA**.

La entrada de aquel dolor que "cambió todo" es, desde mi punto de vista, la entrada a la nueva vida. La entrada a la nueva versión de ti misma. La versión que se permitió pulir por medio de esta situación, de este trauma o de esta pérdida, aquella que permite que el dolor pase por medio de ella, quemándolo todo, destruyendo la identidad anterior, abriendo espacio para construir, convirtiéndose en la mejor versión de ella. Tal y como los ciclos, esa versión muere y nace la nueva. Si, por el contrario, tratamos de aferrarnos a la versión pasada "sin dolor", moriremos por estar inmóviles o tan sólo construiremos una capa mucho más gruesa, y ésta, cuando se destruya, dolerá proporcionalmente a su densidad.

La segunda razón por la que tenemos miedo al dolor es porque creemos que hay muchas cosas que son más importantes que entender nuestros sentimientos, es decir, pensamos que nuestro bienestar emocional está en segundo plano. Hay una desconexión de nuestro cuerpo emocional y nuestro cuerpo físico. Es más fácil tomarte una pastilla para que se te quite el dolor de cabeza y así puedas seguir haciendo tu vida "normal" que tomarte un descanso y permitir escuchar a tu cuerpo emocional que está teniendo un efecto directo en tu cuerpo físico. **No queremos que las cosas que "ya funcionan" se modifiquen, y entonces hacemos muchas más por evitar el dolor a toda costa.** Es un mecanismo de supervivencia, donde el cuerpo va categorizando que "sentir dolor" es algo "no funcional" y una "pérdida de energía" y entonces es mejor priorizar otras cosas que "sí son importantes", como la escuela, el trabajo, los amigos, la familia, ir a un viaje, comprarte cosas, producir para disfrutar, etcétera... como si la persona que hace todo eso no fuera la misma persona que se agota y queda exhausta, a la que su cuerpo le clama que se detenga un poco.

Lo increíble del dolor en esta situación es que tiene una resiliencia espectacular y se aferra adaptándose a tu forma de ser y de vivir. Y entre más lo alejas, más se apega a todo lo que haces y después busca formas de hacerse visible a toda costa. Cuando vivimos desconectados de nuestro cuerpo físico y nuestro cuerpo emocional, la forma en la que la vida nos obliga a conectarnos de nuevo es a través del dolor. Tu cuerpo físico y tu cuerpo emocional deben estar siempre en armonía celebrándose el uno al otro, ayudándose entre sí. Por eso cuando alguien tiene un accidente muy catastrófico hay mucho dolor físico a posteriori, pues es ese mismo dolor lo que va hilvanando el regreso del cuerpo emocional al cuerpo físico.

El dolor no se va hasta que lo aceptas. El dolor necesita tu atención, tu sensibilidad para honrar que existe y, por ende, tu permiso para irse. El dolor quiere ser visibilizado, entendido y agradecido para que pueda cumplir su ciclo de transmutación. Necesita un espacio abierto por medio de tu decisión personal para ser explorado y liberado.

Este proceso no debe ser uno íntimo, o puede que sí, pero lo mejor es pedir ayuda. Cuando algo nos duele muchísimo se nublan las posibilidades de luz. Y es mejor navegar aguas dolorosas en compañía. Y aquí hablo desde el privilegio, pues buscar algún acompañamiento que te permita entender qué pasó, cómo poder aceptarlo y cómo seguir avanzando es generalmente lo que te saca más rápido, pero requiere de un esfuerzo económico, físico y emocional.

Yo he tenido los recursos para sanarme, pero quiero recordarte que el dinero y una red de apoyo buena no garantiza que logres sanar; lo que haces con ello siempre depende de ti. Al final del camino alguien que no cuenta con los recursos, pero que posee la intención de salir adelante, tiene más ventaja. **La energía interna es un bien renovable que manifiesta amor en recursos.**

Algo muy bonito que me ha pasado alrededor del dolor es que mis ganas de entenderlo me han llevado a conectar con libros, cuentas, terapeutas, *mujeres medicina* e información a la que no hubiera podido acceder antes si no hubiese tenido la intención de sanarme. Lo que te puedo ofrecer es la esperanza de que si en verdad quieres sanar ese dolor encontrarás las herramientas que necesitas. **La sanación de nuestro dolor siempre está sucediendo una vez que hemos tomado la decisión de entenderlo, incluso si creemos que activamente no estamos haciendo nada, tu intención está creando las nuevas conexiones sutiles y físicas para que eso se vea reflejado en breve.** Esa intención debe estar plantada en tu corazón y protegida por tu mente.

Plantar la intención de sanar tu dolor empieza por sentarte en él mismo. Ésa es la entrada a conocerte de verdad. Cuando digo sentarte en tu dolor, literalmente me refiero a que crees un espacio personal, te sientes a solas, pienses en eso que te duele o focalices el dolor físico que existe y permitas que todo tu cuerpo reaccione, observándolo sin juicio. Cuando te permites sentarte en tu dolor sin tratar de controlarlo es que físicamente puedes entender qué le pasa a tu cuerpo físico cuando esas sensaciones suben a la superficie.

El dolor emocional está correlacionado con el dolor físico. Ambos se comunican entre sí, por lo que sanar un dolor del corazón también permitirá que tu sistema nervioso central se renueve, promoviendo bienestar físico. El dolor nunca está separado de lo físico. Entender esto me ayudó a no tenerle miedo a mi cuerpo físico cuando se rompe; por el contrario, cada vez que hay dolor intenso físicamente en mí, he creado un espacio de confianza donde permito que mi propio cuerpo físico se sane a través de este dolor. Y ese ciclo de vida/muerte me ha permitido observar lo increíblemente poderosa que soy.

No es fácil abrazar el dolor desconocido. Para lograr entrar en un entendimiento profundo de la información que estamos recibiendo cuando nuestro cuerpo físico está embargado de dolor, es importante dejar que el cuerpo emocional tome la batuta y rendirnos a la sensación.

Confiar en que nuestro cuerpo emocional tiene un punto de vista mucho más expansivo que el del cuerpo físico es el principio para tejer una relación sana con el dolor. Por eso un externo, como un terapeuta, puede ser de gran ayuda en estos procesos, hasta que logremos una total y ciega confianza en nuestro cuerpo emocional y ya no necesitemos de una validación externa, pues encontramos nuestra seguridad en un cuerpo emocional autónomo.

El regreso a sentir nuestros cuerpos físicos sin juicio y permitirle a nuestro cuerpo emocional que se exprese a través del dolor es una misión de vida, un camino que será más visible en diferentes tiempos de tu existencia. En mi experiencia, mis 19, 27 y 35 han sido mis años más intensos de regresar al matrimonio perfecto de ambos cuerpos en mi vida. Con mucho dolor y al mismo tiempo con mucho amor, asimilando que como es abajo, es arriba, que todo es uno. **Cada que veo el dolor como un aliado, es que puedo ver más allá de lo físico.**

Yo quiero que conozcas tu dolor, que reconozcas qué es lo que le pasa a tu cuerpo cuando piensas o focalizas ese dolor. Esta información es la clave, pues no sólo te va a ayudar a expresar y comunicar mejor lo que sientes, también empezará a pedirte que crees espacios seguros personales para que celebres tus emociones, todas por igual. Cuando permites que el dolor se comunique contigo se crea un puente de tu corazón a tu cerebro, y ese puente se convierte en la herramienta más sólida para poner límites entre tú y el exterior.

Y lo más importante: este dolor, esta sensación es lo más tuyo que posees. Es tu amor. Es tu sello de expresión. Mereces conocerte a este nivel. Mereces tomarte el tiempo de descubrirte y de saber cómo eres. Mereces horas y horas de hablar de ti, de tus sentimientos, de lo que sentiste cuando te rompieron en mil pedazos. Mereces amarte así. Mereces un lugar donde se te escuche y se te permita llorar. Mereces un llanto tan grande que lave todo aquello que ya no funciona. Mereces un amor bonito así, uno que te abrace y te recuerde que no estás sola. Te mereces así. Mereces saber de qué estás hecha. Si tú no te das esta oportunidad, ¿quién? Tú te mereces este cuidado, este trato y este amor. Sólo tú podrás amar aquello que fue vivido en lo físico y que ahora se aloja en lo emocional. Tú contigo, siempre contigo.

Recuerda que el dolor no dura para siempre, el dolor está vivo, así que siempre está en movimiento. El dolor permitido se expresa, tiene su clímax, transmuta y se va. El único "dolor constante" sucede cuando invalidamos su existencia, pues eso no es dolor, es resistencia. Esa resistencia al tiempo es lo que crea enfermedades.

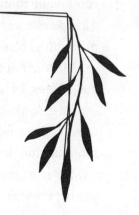

Meditación guiada para transmutar el dolor

Esta meditación está enfocada a una valoración mental de tu cuerpo físico.
El objetivo es mantenerte despierta. Si te duermes no hay problema, lo intentas de nuevo en otro momento. Esta práctica de yoga nidra traerá a la superficie algunos dolores que con frecuencia permanecen reprimidos en el cuerpo. Cada que se exprese la ausencia de calma, permítete respirar profundamente cinco veces. Te recomiendo que en cuanto logres escucharla sin dormirte, la hagas una vez por semana para mantener una conexión abierta de mente-cuerpo.

Mi cuerpo es mío

Ceder el poder de mi cuerpo es la falta de amor más grande que he cometido. No soy culpable de esto. Desde pequeña me enseñaron que debía decir "gracias" y "por favor", aun cuando no sentía eso en mi interior; también me enseñaron a saludar de beso a todas las personas que había a mi alrededor, a dar abrazos y dejarme cargar por extraños. Yo odiaba que me tocaran, siempre he tenido resistencia a que toquen mi cuerpo, y no fue hasta que lo supe que me sentí segura de compartirlo.

Siempre he tenido piernas grandes, son musculosas, y mis pompas son de burbuja; tengo caderas pronunciadas y una cintura delicada, tengo el torso pequeño, al igual que mi estatura. En realidad, no hay nada relativamente malo en mi forma, lo malo es cómo lo percibo. Una vez oí que alguien se refirió a mí como "langosta", ya saben la broma, que porque toda la carne la tenía en la cola. Eso me hizo sentir que quería deshacerme de mis caderas para siempre. Ya podrás imaginarte cómo una estupidez como esa afectó mi sexualidad y mi valor personal. Quise ser flaca. Igual que tú y muchas mujeres que pensamos que estar delgada es sinónimo de felicidad. No es nuestra culpa, llevan años adoctrinándonos con estándares de belleza que no son reales, para que nuestro poder, que es nuestra energía interna, se pierda en querer ser algo que se reduce a lo físico. Un estándar físico es algo imposible de mantener porque siempre estamos cambiando. Y entonces lo que pasa es que todo nuestro "potencial" se pierde en la materia y no en la *creación de la materia*.

Si usaras el 10% de la energía que gastas en pensar algo acerca de tu cuerpo, en generar pensamientos alrededor de tus sueños, estarías activamente viviéndolos. El control del sistema no es sólo por medio de la opresión o la violencia, es también por medio de la "educación" y de convencerte haciéndote creer que tu energía creativa debe estar puesta en algo imposible de obtener para que no evoluciones. **Si tu energía está puesta en cómo se ve, pero no en cómo se siente, NUNCA sabrás cómo se hace.** Para salirme de este sistema opresivo de pensamiento con respecto a cómo se ven nuestros cuerpos, opino esto: aunque todas hiciéramos el mismo tipo de ejercicio, lleváramos la misma alimentación y tuviéramos el mismo privilegio, TODAS tendríamos cuerpos distintos. Y es así como he podido celebrar mi cuerpo en todas sus formas y aceptar el cuerpo de los demás también en las suyas. El sistema puede tratar de controlarnos pero lo único que manda en nuestras mentes somos *nosotras*.

Cuando estaba convencida de que ser flaca me haría feliz, cedí el poder de mi cuerpo a una seudodoctora que me dio pastillas. Ella también estaba convencida de que hacía algo "correcto" e incluso sentía orgullo de ayudar a mujeres a ser delgadas. Obvio eran anfetaminas, y fui flaquísima, la felicidad me duró un instante, pero el terror de volver a subir de peso se apoderó de mi vida y dejé de ser yo. Por primera vez mi mamá me dijo que era hermosa flaca. La gente a mi alrededor alabó mi falta de caderas y mi pequeño *frame*. Sentí poder cediendo mi poder. Le di poder a una pastilla y a la opinión "médica" de otra persona. Evidentemente fue insostenible y regresé a mi yo normal, pues no puedes vivir toda una vida tomando anfetaminas, después el *withdrawal* estuvo perrísimo, no te lo recomiendo porque el rebote fue brutal y mi cuerpo seguía siendo completamente desconocido para mí. Luego vinieron años de hambre y me entregué a comer todo lo que pude, como una droga que incitaba mis sentidos y adormecía mis pensamientos. Tapé el espejo del dormitorio de mi universidad para no ver los estragos de todo lo que cambiaba en mi cuerpo. Después llegaron mis años de hacer lo opuesto y buscar aventuras que me permitieran explorar el sentirme parte de algo externo a mí; busqué escapar a diferentes mundos, donde otras manos tocaron este cuerpo, muchas veces sin permiso. Y en todos estos escenarios estaba lejos de mí, buscando una aprobación externa, unas manos, una opinión, unas pastillas, unos besos o un bote de Häagen-Dazs.

Tanta falta de información aún está presente en nuestros días, entonces ¿cómo podemos regresar a nuestros cuerpos y hacerlos sentir parte de nosotras mismas? Para honrarlos y respetarlos como una prioridad, hay que amarlos sintiéndolos, sin tratar de cambiarlos o entenderlos. Hay muchos cuerpos que al día de hoy son violentados de taaaaantas maneras que simplemente pensarlo me llena los ojos de lágrimas y me cuesta trabajo pasar saliva. No sólo es la violencia física que vivimos en las calles, es también la violencia interna que propagamos con lo que pensamos de nosotras y lo que hacemos con nuestros cuerpos. La inmensa propaganda de cómo puedes odiarte más y cómo puedes esconder quién eres nos supera. Es un medio que sirve para envenenar nuestros pensamientos y no dejarnos ser libres. No cedas tu poder a ellos. Ser delgada no es sinónimo de felicidad.

Nuestros cuerpos no le pertenecen a las corporaciones, los gobiernos, las iglesias, las familias, nuestras parejas o a la cortesía. Mi cuerpo es una extensión de la Tierra, y a la Tierra pertenezco. Día a día compruebo que mi cuerpo sabe más que mi mente. Esta noche le pido a la Madre Cósmica que nos regrese a nuestros cuerpos. Que te regrese al tuyo para que lo ayudes a sentir, escuchar, explorar con curiosidad el portentoso milagro que eres y que puedas entender que tu verdadero hogar es adentro de ti, ahí perteneces. No busques más, ya llegaste. Hecho está.

Tengo mucho tiempo estudiando mi cuerpo. Durante mi entrenamiento de yoga, además de aprender de anatomía, aprendí los sutras de Patanjali, que son ocho niveles para acceder a un estado máximo de bienestar. Por medio de la práctica de yoga también accedí a activar mis puntos energéticos corporales, conocidos como chakras. Cada chakra y cada sutra tienen una correlación entre sí. El punto energético en el que más he puesto mi atención es muladhara, que es el primer chakra, es de color rojo y se encuentra en el perineo, el espacio entre tu entrada vaginal y tu ano, se activa con el sonido LAM y representa la raíz. Este punto energético es lo primero que se crea de tu cuerpo físico y ahí se alberga la seguridad personal. Estudiando y avanzando en mi práctica personal he conectado con muchos maestros y cada uno ha llegado a mi vida dependiendo de lo que integro y trabajo en ese instante. Mi muladhara me conectó con la medicina andina. Una de las maestras que más ha tenido un impacto en mi energía femenina es una *mujer medicina* llamada Bárbara Braggio, y mucha información de la medicina de la tierra y de tienda roja (prácticas alrededor del ciclo menstrual) se activaron después de tomar alguno de sus talleres. A partir de ella he invertido tiempo aprendiendo de mujeres que viven en los Andes, técnicas de cuidado personal, rituales de pasaje de estaciones, siembra y alimentación femenina. Lo más poderoso que he aprendido hasta ahora de la medicina generacional andina es la fórmula de la Tríada Materna.

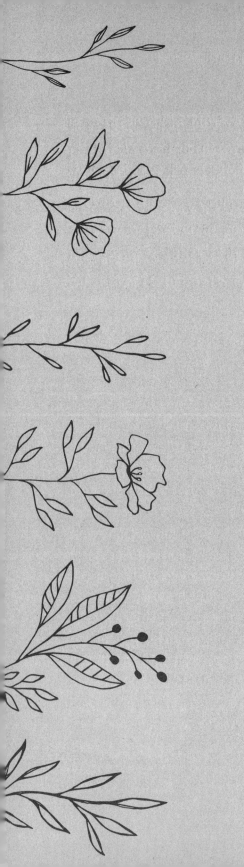

La Tríada Materna

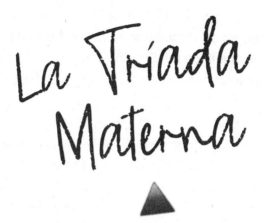

La Tríada Materna es una regla femenina que sirve como guía para despertar la voz de la intuición. Es el orden superior femenino de la naturaleza. En muchas culturas, religiones, caminos espirituales y en la geometría sagrada, el símbolo del triángulo representa el número tres, la clave de la "proporción divina". El triángulo es la figura que ofrece la mayor estabilidad natural.

A la Tríada Materna también se le conoce como la Trinidad del Ser, o el fruto del producto de la unidad del Cielo y la Tierra. La Tríada Materna, como su nombre lo dice, es el triángulo de energía femenina que comprende tres ejes madre: la Madre Cósmica, la Madre Interna y la Madre Física.

El balance perfecto de estos tres ejes madre es lo que te ayuda a encontrar una voz guía que te permite sanarte y conocerte. Esta regla femenina es la que usé para salir de mi desorden alimenticio. También usando la Tríada Materna logré activar y sostener una relación sólida con mi alimentación, con el amor a mi vida, el respeto a mi cuerpo y con todo aquello que representa nutrición del cuerpo y el alma. **La Tríada Materna mejoró mi relación con otras mujeres, me permitió honrar a mi madre biológica y me hizo sentirme dueña de mí**. Esta información que a continuación te comparto es muy poderosa, una vez que llega a ti, nada vuelve a ser igual.

Ay... se me enchina la piel de que estés a punto de recibir lo que yo llamo "el elixir femenino de la Diosa Madre". Antes de empezar a leer el siguiente párrafo quiero que tomes una respiración profunda. Inhala... siente cómo esta expansión de tus pulmones abraza tu cuerpo por dentro. Exhala... y a su vez, intenciona sacar todo aquello que ya no te sirve más. Lleva tu palma izquierda a tu corazón y siente tus latidos. Estás aquí y ahora. Este momento es lo único que realmente posees. Existes y estás viva.

Nosotras, las mujeres, somos el fruto de la unidad de la Tierra y la Divinidad. Este triángulo se activa en el momento que recibes esta información y se sostiene cuando te entregas al poder de la madre de las madres: la Madre Cósmica.

Madre Cósmica

La Madre Cósmica es la Madre Naturaleza. Ella es quien te provee de todo lo que necesitas para existir. Sin ella no existirías, pero sin ti, ella seguiría expandiendo su energía y su sabiduría hasta lograr crearte. La Madre Cósmica es quien permite que tengamos esta experiencia humana física, nos inunda de amor incondicional aun cuando nosotras no la honremos. La Madre Cósmica no juzga tu comportamiento ni condiciona sus recursos disponibles para ti. Ella se transforma y se adapta al cambio. La Madre Cósmica da a raudales. Nunca he oído de una Luna que no quiera brillarle a aquella mujer triste, ni tampoco sabrás de un rayo de Sol que no te caliente cuando hiciste algo vergonzoso. Mañana habrá luz y oscurecerá para todes sin importar quiénes somos, qué hacemos y en dónde estamos. La noche cae por igual y el amanecer despierta al mundo de la misma forma. Es ella, la Madre Cósmica, la que sabe, crea, ama y lo da todo. Cuando quieras aprender de amor incondicional, observa cómo lo hace ella. Cuando quieras conectar con ella, permítete observar lo que sientes a la hora de recibir cosas básicas como alimento, agua, el aire que proveen las plantas, la llama que danza sobre una vela, un hogar seguro, y esa mirada de tus animales. Una vez arraigada esa sensación en tu piel, agradece por todo esto que tienes la posibilidad de disfrutar. Lo que recibes de la Madre Cósmica es tu derecho divino, pero se mantiene y se acrecienta con el poder del agradecimiento.

Cuando empecé a honrar y agradecer a la Madre Cósmica por todas las bondades que daba por hecho, algo muy especial empezó a manifestarse en mi vida. Mi voz guía, mi intuición, despertó. Es como si todo este tiempo hubiera estado dormida, esperando a que llegara su mamá a despertarla a besos. La voz de la intuición es la Madre Interna.

La Madre Interna

La Madre Interna es la única que puede tomar decisiones asertivas por ti. La Madre Interna aprende y emula todo de la Madre Cósmica. La Madre Cósmica baja la temperatura de tu entorno, la Madre Interna reacciona y de inmediato busca nivelar tu temperatura, quema calorías o te manda la señal de que te pongas un suéter. La Madre Interna es aquella que te materna al instante, la que te permite reaccionar amorosamente contigo cuando ése es el camino y la que gobierna con disciplina y tenacidad cuando hay algo que aprender.

Mi Madre Interna me ayudó a tomar mejores decisiones a la hora de alimentarme. Me ayudó a crear rutinas sostenibles y me plantó semillas de curiosidad sobre asuntos personales, que a su vez la Madre Cósmica me permitió ver germinar a su tiempo. Mi Madre Interna balanceó mi mente. No sabía distinguir entre diálogo interno y crítica interna; había mucho ruido en mi cabeza y no sabía escuchar, no podía escucharme. La Madre Interna vino a callar todas las voces y a reacomodar mis sentimientos como libros en una biblioteca. Nutrió mi percepción de amor. Yo creí que tenía falta de amor propio, pero lo que ella me enseñó fue que nunca puedo estar falta de amor, porque yo soy amor. Y aunque eso suena estúpidamente cursi, cuando mi Madre Interna despertó nunca volví a sentirme sola, pude poner límites claros con respecto a mi bienestar físico y mental. Límites conmigo, en específico de todas esas promesas que me hacía y que no cumplía. Mi Madre Interna se encendió y como una matrona proclamó: "Aquí mando". Y simplemente me dejé cuidar, me dejé guiar, confié en esa voz. Me di la oportunidad de conocerla. Fue un proceso intenso y vulnerable. Ella reclamó su lugar enardecida pero nunca me hirió. Encontramos su color favorito, su comida favorita, su manera de amar ayudándome a diferenciar cansancio de sed. Mi Madre Interna me gobierna, es la madre más dura de todas. Ama mucho, pero disciplina por igual. Es fuerte y nunca se rinde.

Lo más mágico que he experimentado en mi vida fue lo que sucedió después de permitirme automaternar por medio de mi Madre Interna. Por arte de magia o por una divinidad superior, mi madre biológica, mi Madre Física, se liberó.

Madre Física

La Madre Física o biológica, que es la madre que te trajo a este mundo, vive en un linaje femenino trenzado a ti desde el momento que tú escoges su vientre para darte vida. Ésta es una ideología con la que puedes o no estar de acuerdo, pero de igual forma todos sabemos que existe una conexión (acordada o no) entre nuestras Madres Físicas y nosotros. Este linaje perdura intrínsecamente conectado a nosotros hasta que la Madre Física se libera. La Madre Física necesita regresar a ser la mujer soberana que era antes de ser madre para seguir avanzando en su camino de crecimiento femenino. Muchas Madres Físicas se quedan siéndolo el resto de sus vidas y aunque es verdad que no puedes dejar de ser madre, una vez que cruzas ese lumbral, no buscar encontrar la soberanía afuera de ese rol provoca que no puedas descubrir quién eres. Las madres físicas no vinieron a este mundo a ser "madres". Ser "madre" es una de las múltiples capacidades que tiene cada mujer. Ser madre no es un propósito de vida, es un acuerdo, una decisión y no la definición de la vida de una mujer.

Una mujer que ha decidido ser canal de vida eventualmente tiene que regresar a su propia soberanía, a identificarse con ella misma sin el rol de madre y liberarse. Sin embargo, la Madre Física no puede liberarse hasta que la Madre Interna de la cría se enciende. La Madre Física *necesita* que la Madre Interna (de sus hijos) le otorgue la separación. La Madre Física no tiene voz propia, hasta que se rige por un acuerdo entre Madres Internas (hijos y madre), y que a su vez responden a la Madre Cósmica. Una vez que la Madre Física está completamente segura de que sus hijos son maternados por su propia Madre Interna, la Madre Física puede ascender y seguir con su camino de evolución femenina. Esta separación es más fácil cuando los hijos son hombres, pues el colectivo informa que un hombre se "puede cuidar solo" y que la mujer carece de esta noción. No obstante, hay madres que no dejan de ser madres de sus hijos hombres y madres que se separan de sus hijas mujeres antes de tiempo. Habrá que observar con detenimiento qué clase de autonomía y conexión con la Madre Cósmica existe para cada caso.

Para las mujeres, la regla de la Tríada Materna propone que una vez que conectas con la Madre Cósmica, tu Madre Interna despierta, liberando así a tu madre biológica y que sólo cuando haces este recorrido estás realmente consciente y abierta a recibir en tu cuenco sagrado de creación, tu útero, una nueva alma para dar vida y entonces sí convertirte en Madre Física, si ése es tu deseo. Cuando mueres, regresas a la Tierra volviéndote Madre Cósmica.

$$\text{Madre Cósmica} + \text{Madre Interna} = \begin{array}{l}\text{Liberación}\\ \text{de madre biológica}\end{array}$$

Una vez que liberas a tu madre biológica, por medio del despertar y guía de tu Madre Interna, tu cuerpo se prepara (si ése es tu destino) para convertirte en Madre Física y esperar tu regreso por medio del despertar de la Madre Interna de tu cría, a su momento.

La verdad es que no siempre es ése el camino de la Tríada Materna. Muchas mujeres conectan con estas tres madres en un orden distinto. Hay mujeres que conectan con las tres madres cuando se embarazan, hay otras que únicamente liberan a la madre biológica desde la intención y el perdón, pues no las conocen o no existe una relación con ellas. Hay mujeres que nunca conectan, hay otras que sólo honran su propia tríada y deciden no convertirse ellas mismas en Madres Físicas. La mayoría de las mujeres ya están conectadas sin hacerlo a consciencia. **La Tríada Materna es la columna vertebral de nuestra existencia femenina.** Todo lo que tiene que ver con nutrición, creatividad, amor incondicional y abundancia está reflejado en la relación que tenemos con nuestra madre biológica. Nuestra madre biológica es la primera Diosa Madre que conocemos en el plano físico, y de esa relación depende toda nuestra existencia.

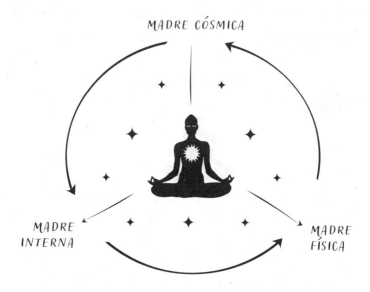

MADRE CÓSMICA

MADRE INTERNA

MADRE FÍSICA

Así es como se "debe" ver el triángulo de la Tríada Materna en armonía perfecta. Ubica cómo la Madre Cósmica es la Madre Suprema y por medio de ella permites despertar a la Madre Interna, mandando a su vez el mensaje de liberación o activación a la Madre Física. Observa en el dibujo cómo tú no eres ninguna de esas tres madres, tú estás al centro, al servicio de las tres. Y las Madres Interna y Física están al mismo nivel. La única que está por encima de todas es la Madre Cósmica.

El problema en el uso de esta regla es cuando confundimos los "roles", es decir, cuando nuestras sensaciones, emociones, pensamientos y por ende acciones se apropian de alguno de los roles de estas madres. Por ejemplo: cuando creemos que nosotras somos la Madre Física y queremos proteger y cuidarlo todo, o cuando damos a raudales como si fuéramos la Madre Cósmica. Cuando creemos que somos alguna de las tres madres, estamos perdidas. La Madre Interna no puede despertar hasta que recibe la llamada de auxilio de la mujer, y la ayuda se activa por medio de la Madre Cósmica, quien crea las condiciones para que estés abierta a recibirla.

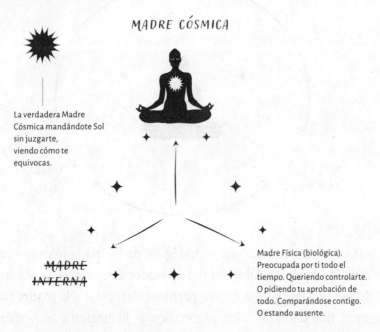

MADRE CÓSMICA

La verdadera Madre Cósmica mandándote Sol sin juzgarte, viendo cómo te equivocas.

MADRE INTERNA

Madre Física (biológica). Preocupada por ti todo el tiempo. Queriendo controlarte. O pidiendo tu aprobación de todo. Comparándose contigo. O estando ausente.

Así es como se ve la tríada cuando nos comportamos como la Madre Cósmica. La Madre Física (biológica) se empieza a convertir en una especie de káiser muy controladora, o totalmente lo opuesto, en una sin autoestima, y le pide aprobación a la mujer

para todo. Esa posición no favorece que cada una de estas mujeres conecte con su Madre Interna, ya que se crea una constante
necesidad por parte de la Madre Física hacia la mujer, y la mujer,
al "creerse" Madre Cósmica, empieza a desarrollar un vacío por
falta de recursos que eventualmente se convierte en ira o en un
sentimiento de insuficiencia. Mientras, la verdadera Madre Cósmica seguirá llenándote de condiciones abundantes para que si-
gas viva, aunque estés "usurpando" su lugar. Las mujeres que se
sienten madres cósmicas por lo general desarrollan un nivel
de superioridad que sólo está arraigado en la falta de confianza
y la falta de conexión con la Madre Cósmica. Este patrón suele
tener problemas con la carencia de recursos, de creatividad, relaciones de abuso y depresión. Son mujeres que están cansadas de
"sostener" todo. Tienen poca paciencia, se irritan constantemente y creen que nadie lo puede hacer mejor que ellas. Sus madres
biológicas, por lo general, están ausentes, y ésa es la forma en la
que han logrado sobrevivir.

MADRE CÓSMICA

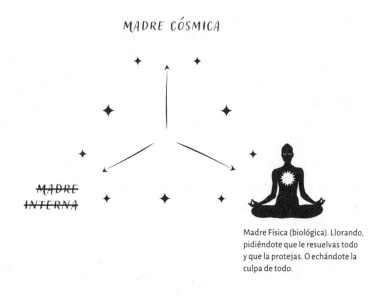

Madre Física (biológica). Llorando,
pidiéndote que le resuelvas todo
y que la protejas. O echándote la
culpa de todo.

Así se ve la tríada cuando nos comportamos como la Madre Física. La verdadera Madre Física se empieza a convertir en una especie de hija y esa posición no favorece que cada una de estas mujeres conecte con su Madre Interna, entonces se crea un constante abuso por parte de la Madre Física hacia la mujer, y viceversa. La mujer, al tener su propia Madre Interna dormida, pide todos los recursos directos de la Madre Cósmica, pero carece de herramientas para entenderlos y adaptarlos. Al no poder gobernar a su madre biológica, se empieza a crear un canal de resentimiento y abuso por parte de ambas mujeres, la madre biológica y la mujer que se siente la madre biológica. La Madre Cósmica seguirá otorgándole recursos para que no muera, pero esta mujer carece de la llave de la sabiduría de estos recursos, es decir, de la Madre Interna. Y es un patrón muy difícil de romper, porque los roles de autoridad y de amor incondicional están confundidos. Hay que regresarles el poder a nuestras madres biológicas y honrar su sabiduría. Juzgar sus decisiones y creernos sus madres nos evita descubrir nuestro propio camino de automaternaje. Y a ellas les destruye la posibilidad de encontrar una soberanía que les permita sentirse dueñas de sí. Las mujeres que se sienten las mamás de sus mamás tienen conflictos con la autoridad, desafían las reglas y sus relaciones tienden a girar alrededor del control. Las personas que comparten relaciones afectivas con este tipo de mujeres se sentirán manipuladas en algún punto de la relación; muchas veces este rol de "mamá de todos" tiende a dar más de lo que puede, a controlar todo y no permitirse recibir nada. Les cuesta mucho trabajo cuando hay un cambio de planes, no son buenas para adaptarse al cambio y por lo general no piden ayuda.

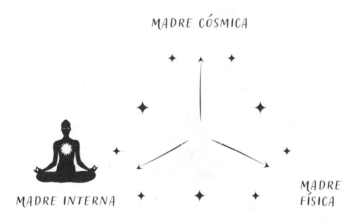

Así se ve la tríada cuando la mujer piensa que ella controla a la Madre Interna y no se permite escucharla. Es decir, cuando una mujer no sigue la voz de su intuición, aunque la oiga, la invalida y prefiere dejarse llevar por lo que le dicta el medio (sociedad, pareja, familia, *social media*, etcétera). Éste es el tipo de mujer más común en nuestro entorno, mujeres que creen que están bien o que van "bien", pero que en realidad su intuición está por completo desconectada. En mi experiencia con mujeres en esta posición, es complicado hacerlas darse cuenta de manera racional que necesitan activar su voz interior, y pasa lo inevitable: eventualmente regresan a la conexión a través de algo externo muy intenso que las obliga a conectar, y la mayoría de las veces, es por medio del dolor. Un accidente, una enfermedad o una situación que las lleve al punto máximo de vulnerabilidad. Una vez con la emoción a flor de piel, la Madre Interna toma su lugar y se presenta.

La Madre Interna llama, y llama bien fuerte... Escucharla y celebrarla es de muy valientes. Lo mejor es que cada una de las madres esté situada en su lugar para que la comunicación y roles estén en perfecta armonía.

MADRE CÓSMICA

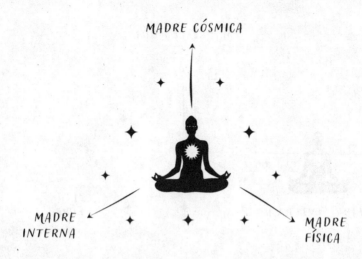

MADRE
INTERNA

MADRE
FÍSICA

Así se ve la tríada perfecta.

Mi madre biológica

La relación con mi madre biológica no era particularmente mala. La puedo describir como una relación activa y autoritaria. Mi madre biológica, como cualquier madre, ama y protege con intensidad, y la forma en la que lo hace es como le enseñaron a ella, lo que ella aprendió, lo que ella cree verdadero y lo que está capacitada para dar con lo que tiene y puede. Esa manera de amar y proteger no necesariamente fue fácil durante mi niñez, pero me funcionó, fue perfecta y destinada para que yo pudiera aprender. No cambiaría esta historia con mi madre biológica por nada en el mundo. En definitiva, no era una relación estable, sólo se sentía como una relación inherente sin ser directa, en particular. Era como si siempre hubiera que pasar muchos filtros para poder acceder a nuestros corazones, el mismo tipo de filtros que tenía que pasar cuando le llamaba a su oficina y debía pedir la extensión 286, y luego esperar a que su secretaria Laura me comunicara con ella, entonces cruzaba los dedos para que me contestara. A mi madre le costaba trabajo abrazarme, estar mucho tiempo conmigo, o quizás sólo había muchas cosas pasando en su vida con las que yo debía competir.

No tengo un recuerdo de haber estado con ella a solas, siempre estábamos acompañadas. Mis papás eran y siguen siendo muy sociables, cada fin hacían fiestas o tenían compromisos, siempre había gente en nuestra casa. A todas las fiestas nos llevaban a mi hermano y a mí, pero a pesar de estar con ella en todas estas actividades, era como hacer cosas donde estábamos juntas físicamente y no necesariamente conectadas. Mi madre biológica trabajó todo el tiempo, de niña la vi poco fuera de ese contexto pero la recuerdo feliz. A la edad que yo tengo ahora, ella tenía un hijo de seis, una posición importante en su trabajo, un cuerpo envidiable, muchísima ropa, una casa con pisos de mármol, mujeres de servicio, un esposo y una niña de cinco años, yo. Desde afuera podía observarse el privilegio, pero cuando murió su propia madre biológica, era clara la ausencia.

Mi relación con ella es especial, tuvo un accidente hace nueve años que mató esa versión que conocíamos de ella, incluyendo la que tenía de sí misma, pero ese accidente, independientemente del giro tan doloroso que trajo a su vida, ha sido lo mejor que nos pudo haber pasado en nuestra relación. Ubico la relación con mi madre antes del accidente como una de transacción, y después como la relación que siempre quise tener, una relación intensa, inundada de un amor tan grande que se ve muchas veces reflejado en un profundo miedo de que nos pase algo, de reconocer lo mucho que nos necesitamos y de un agradecimiento infinito por nuestra existencia. Es incierta la razón por la cual sólo cuando estás a punto de perderlo todo o lo pierdes por completo es que decides actuar. Y lo más bonito y radical de esta experiencia fue ver la forma tan valiente en la que me rendí a perderla para siempre. **Decidir conocer a esta nueva mujer sin el mote de *mamá* ha sido la mejor decisión que he tomado con respecto a mi relación con mi madre biológica.** Durante su ausencia, mi

Madre Interna despertó con mucha fuerza. Éste fue mi ritual de pasaje al siguiente nivel de soberanía femenina y fue el momento de su liberación absoluta.

Cuando mi Madre Interna despertó, mi Madre Física (la biológica) recibió la energía de mi soberanía femenina. Auténticamente desde su lugar más vulnerable pudo observar y comprobar que ya no necesitaba más de ella para ser nutrida, cuidada y protegida, y nuestra posición en el triángulo de las Madres se encontró frente a frente, de mujer a mujer. Fue la primera vez que mi madre biológica dejó de controlarme o imponer su autoridad; en medio de tanto dolor fue como pude ver su fuerza de mujer, y para mí ver a mi mamá físicamente destruida me enseñó el valor de la vulnerabilidad en su expresión más cruda. Que ella me permitiera acompañarla y ser testigo de su recuperación fue el regalo de fortaleza más real que me han dado; permitirme observar su vulnerabilidad y dolor de frente me enseñó a permitirme ser vulnerable conmigo y a conocerme como un ser empático.

Durante ese tiempo ella expresó reconocerme como un ser sabio, me sentí admirada por ella y por primera vez dejó de comunicarse conmigo a través de cómo se ve mi cuerpo, cuáles son los alimentos que escojo para nutrirme y qué tipo de decisiones tomo en mi andar. Mi Madre Física entendió que su labor como madre sobreprotectora y autoritaria había terminado y que ahora empezaba una labor de mujeres al mismo nivel.

Si logramos liberar a nuestra madre biológica de su rol de madre, dejando atrás los juicios de lo que hizo o no hizo y nos permitimos conocerlas como mujeres, tenemos la posibilidad de encontrar una amistad nutrida de agradecimiento y admiración de ambos lados. Una mujer que puede ser amiga de su propia madre biológica tendrá muchas más herramientas y acceso a sabiduría ancestral-experimental que cualquier otro recurso conocido. Tu madre biológica lo sabe todo, pero muchas veces no sabe cómo expresarlo porque no ha conocido un lugar seguro para hacerlo. **Únicamente podemos honrar y ofrecer nuestros conocimientos cuando no somos juzgadas.** Y esta sabiduría de madre sólo la puedes recibir tú, que eres la hija. Amar y honrar a nuestras madres biológicas sin juicio es un camino espiritual en sí. Lo que me ha funcionado es recordar que mi verdadera madre es la Madre Cósmica y que mi madre biológica es un canal que la Madre Cósmica escogió para mí; así me resulta fácil aceptar esa ecuación. No todas las mujeres tienen acceso a esta relación, y esto SÍ ES UN PRIVILEGIO.

Si tu relación con tu madre biológica es un tormento, te comparto unos patrones dañinos de la Madre Física, para que puedas identificar qué tipo de madre tienes o tuviste, entender esto no sólo abre un camino para tu propia sanación de esta relación, sino que abre el espacio para que tengas la posibilidad de perdonarla y así liberarla.

Patrones dañinos de la Madre Física

E n un viaje a San Francisco en 2017 encontré un libro que se llama *Daughter Detox: Recovering from An Unloving Mother and Reclaiming Your Life*, de Peg Streep. Amigas, cuando leí este título pensé: "¡Güeeey, qué drama!", y rápidamente pude recargarme en mi privilegio. El privilegio de tener una Madre Física lo suficientemente buena para no odiarla, y sana para tenerla viva. De inmediato me llegó una sensación de separación y creo que experimenté un "ensayo" de lo que sentiré el día que me despida de ella en el plano físico. Obvio me obligué a comprarlo, según yo, para comprobar que no estoy tan DLV y que hay quien la tiene peor. Mi sorpresa fue descubrir el tipo de Madre Física que realmente tuve, y ser consciente de eso me dolió perro, pero entenderlo me ayudó a amarme más a mí y a aceptarla más a ella.

A continuación, te resumo los ocho patrones tóxicos en las Madres Físicas, según Peg Streep, para ver en dónde anda la tuya. **Esto te servirá para entenderte mejor a ti misma, para abrir un camino compasivo a la niña que tuvo esa mamá, y con un poco de amor y ayuda de tu Madre Interna, podrás aceptar y liberar**

a tu Madre Física. También descubrí que mi propia Madre Física no se arraigó a un solo patrón, sino que fue una combinación de dos o tres lo que rigió nuestra relación previa a su ascensión por medio de mi Madre Interna. Estos patrones fueron directamente proporcionales a las experiencias que iba teniendo mi Madre Física en su propia vida. Los patrones cambiaron cuando ella perdió su empleo, cuando tuvo problemas con mi padre, cuando murió su madre, cuando se tuvo que hacer cargo de su hermana, cuando fue violentada, cuando perdió amistades, cuando mi hermano se casó, entre otras experiencias.

1. **Despectiva.** Son madres que menosprecian los esfuerzos de las hijas. Si las hijas hacen algo de lo que ellas deberían sentirse orgullosas, estas madres designan los esfuerzos como insignificantes y debilitan los ánimos de sus hijas. Por lo general ignoran sus necesidades por falta de tiempo, de herramientas para expresar sus emociones, falta de cariño propio y falta de amor de sus propias madres. Estas madres fueron criadas en su mayoría por madres indiferentes. Las hijas harán lo imposible por obtener la validación y la atención de sus madres, y esta actitud convierte el desdén maternal en un rechazo activo y agresivo.

   Formas de comunicarse: la necesidad de la hija por atención y amor de su madre la empuja a un patrón activo de demanda ("¿Por qué no me quiere? ¿Por qué no le importo?"). Entonces la hija crea un plan para "arreglar" la situación ("Seré una alumna ejemplar, o me portaré muy bien o haré lo que me pida, para ver si así me ama"). La madre despectiva negará que ésta es su situación, pero la inminente culpa creará distancia con las hijas. Las hijas educadas por madres despectivas dudan de la validez de sus necesidades emocionales.

En su mayoría estas hijas se sienten poca cosa, poco dignas de atención, experimentan una paralizante duda sobre sí mismas y una añoranza por amor y validación.

2. **Controladora.** La madre controladora no reconoce a su hija como un ser capaz. Estas madres se han quedado en la fase primaria, cuando una cría necesita al cien por ciento de la madre para sobrevivir. Miden su valor personal por su capacidad de control sobre alguna situación/persona, confundiendo ese valor con su propósito o misión de vida, por lo que se rehúsan activamente a reconocer la validez de sus hijas cuando crecen, no reconocen el valor de sus palabras o elecciones y las llenan de una sensación de inseguridad o impotencia.

Formas de comunicarse: la mayoría de los comportamientos de estas madres se dan bajo el pretexto de que es por el "bien" de la niña. Y las hijas no tienen voz ni voto.

Las hijas que son educadas por una madre controladora por lo general se sienten inadecuadas, la madre no confía en ellas para ejercer un buen juicio y simplemente les planta la idea de que sin la guía de alguien más, de sus madres o de una autoridad, van a fracasar.

3. **Inasequible.** Es el tipo de madre que no está disponible emocionalmente para sus hijas. Son aquellas que se alejan a propósito cuando sus hijas se les acercan o no dan muestras de cariño, por ejemplo: falta de contacto físico (abrazos y acciones reconfortantes), no responder cuando una niña llora o muestra emociones, no responder a necesidades articuladas cuando la hija es mayor y, por supuesto, tienden a abandonarlas.

Formas de comunicarse: no hay un canal de comunicación abierto. El abandono literal, además de ser insoportablemente doloroso, también es desconcertante. Las hijas educadas por madres inasequibles están ávidas de un amor incondicional, y muy necesitadas de cariño. Por lo general encuentran alguien en la familia que llena esa brecha emocional, y aunque esto ayuda, no las sana. Estas hijas desarrollan lazos inseguros de pertenencia, se vuelven demasiado necesitadas en sus relaciones adultas y requieren garantías constantes de todas sus relaciones personales.

4. **Inmiscuida.** Estas madres no reconocen ningún tipo de límite entre ellas y sus hijas. No hay una línea clara en su definición de ser y la individualidad de sus hijas. La misma necesidad de las hijas de amor y atención facilita el estrangulamiento maternal.

Formas de comunicarse: son las clásicas "madres de escenario" que viven a través de los éxitos de sus hijas, que tanto exigen como alientan. Se proyectan en la vida de ellas e intentan microexplorar todas las experiencias nuevas de la hija.

Las hijas educadas por madres inmiscuidas no conocen el valor de lo personal, el pudor y la intimidad. Las personalidades de las hijas de madres inmiscuidas por lo general se desvanecen por completo. Superar esto es un camino confuso debido a la falta de límites. La madre inmiscuida destruye todo sentido de inicio y final.

5. **Combativa**. La madre combativa siempre lucha activamente contra su hija, no reconoce sus comportamientos y suele hacerlo a puerta cerrada. En este grupo se incluyen las madres que denigran a sus hijas, son hipócritas, intensamente celosas o competitivas con sus hijas. Éste es el rubro de las "malas madres" donde las madres se aprovechan de su posición de

poder y no reconocen la vulnerabilidad de una niña o de un ser más frágil que ellas mismas.

Formas de comunicarse: usan la culpa y vergüenza como armas de elección. La madre combativa usa abuso verbal y emocional para "ganar" pero también recurre a la fuerza física. Razona sus comportamientos como necesarios debido a los defectos o falta de carácter de su hija.

Las hijas educadas por madres combativas son, por lo general, guerreras. Su forma de relacionarse con su entorno, en específico con otras mujeres, es a través de la exhibición de la otra, del abuso verbal y de comportamientos pasivo-agresivos o directamente violentos. Estas hijas desarrollan una necesidad de superioridad, recurren a métodos muy violentos para "sobrevivir" y "sobresalir". La forma de observar la vida es binaria: bueno y malo. Ganar o perder.

6. **Poco confiable**. La madre poco confiable es la madre inestable. Predomina un comportamiento muy difícil de lidiar, en especial para una hija, porque nunca sabe si se le aparecerá la "mamá buena", la "mamá mala", la "mamá loca", la "mejor mamá del mundo", la "mamá abusiva", la "mamá depresiva", la "mamá irresponsable", la "mamá responsable", entre otras.

Formas de comunicarse: todas y ninguna. Inestabilidad. Las hijas se forman imágenes mentales de cómo son las relaciones reales con otras personas basándose en sus conexiones con sus madres; estas hijas entienden la conexión emocional como algo tenso, precario e incluso peligroso.

Las hijas educadas por madres poco confiables suelen ser muy reservadas en cuanto a sus necesidades emocionales, tanto para dar como para recibir. Desarrollan una ansiedad social y les cuesta mucho trabajo expresar con certeza sus emociones.

7. **Egocéntrica.** Ésta es la madre narcisista. Ella ve a su hija (si es que la ve) como una extensión de sí misma y un beneficio de su propio reflejo. Tener una hija es un objetivo más alcanzado en su vida. Es incapaz de sentir empatía, en su lugar, está muy preocupada con las apariencias y las opiniones de los demás. Su conexión emocional con la hija es superficial, aunque lo negará rotundamente porque su enfoque está en ella misma.

Formas de comunicarse: las tácticas que usa para manipular y controlar a su hija le permiten engrandecerse y sentirse bien consigo misma. Estas madres con frecuencia parecen perfectas desde fuera, son atractivas y encantadoras al conocerlas, son muy cuidadosas de sus hogares y tienen carreras y talentos admirables, lo que confunde y aísla todavía más a la hija no amada, quien por lo general desarrolla una intensa necesidad de poseer cosas materiales que le otorguen el valor personal. Estas hijas también suelen tener estándares de "éxito" vinculados con la capacidad de disposición emocional de sus relaciones intrínsecamente conectadas a los bienes materiales.

8. **Reversión de papeles**. Esta madre es la que obliga a la hija a volverse la madre. Se vale de la ayuda y de la disposición de su hija y la convierte en su ayudante o cuidadora, en su propia "madre" en la edad adulta.

Formas de comunicarse: suele llamar a su hija "el pilar". Este patrón surge cuando la madre tiene más hijos de los que puede manejar o está "incapacitada" emocional o físicamente. Las hijas de madres alcohólicas o de aquellas que sufren de depresiones no atendidas también pueden encontrarse en el papel de cuidadoras sin importar su edad. Hay madres "frágiles" que interactúan de esta manera, aluden a que tienen problemas de salud o de otro tipo y buscan atención y cuidado. Es irónico, pero puede que estas madres amen realmente a sus hijas, incluso se genera más agradecimiento que amor en muchos de los casos. Las madres que permiten este cambio de roles carecen de la capacidad de actuar conforme a sus sentimientos.

Las hijas que fueron educadas por este tipo de madres suelen sentirse responsables de todo y por todo, viven bajo el yugo de ser el pilar de la familia y la energía que gastan a lo largo de su vida por sostener emocional, y en ocasiones económicamente, a sus madres es devastador para su salud. Con frecuencia no cumplen sus sueños o metas, ya que terminan cediendo su vida y su tiempo al servicio de las necesidades familiares.

El libro de Peggy es un golpe al corazón, mientras leía los comportamientos de las "mamás del mundo" me dieron muchas ganas de llorar. Sentí mucho dolor por todas esas mamás que fueron hijas, seguramente con su propia versión tóxica de mamás. Así es como se va tejiendo el linaje femenino de cada mujer, aprendes lo de tu madre y tu madre lo de su madre, y su madre lo de su madre y así sucesivamente. **La Tríada Materna propone una idea de libertad. Una regla que rompe el patrón y que te permite cortar los lazos y/o acuerdos que hicieron en tu linaje antes de que llegaras aquí.**

Quiero recordarte que quien realmente te hizo fue tu abuela, pues cuando tu madre estaba en su vientre, tu abuela creo el óvulo del cual provienes. La información genética que posees sobre el significado del valor maternal es gestado y después aprendido. Si todas las mujeres encontráramos nuestro propio valor por medio de la conexión con la Madre Cósmica, si despertáramos a nuestra

Madre Interna, dejándonos guiar por ella, y dejáramos de pedirle o culpar a nuestra Madre Física por todas las carencias con las que solemos identificarnos, todas seríamos libres. En teoría, la mujer busca un desarrollo personal antes de convertirse en madre, aunque no es el caso para muchas. Es más, el inicio del desarrollo personal de muchas mujeres comienza cuando su cuerpo deja de ser suyo y se pone al servicio de otro.

Que esta información amplíe y rectifique la manera en la que te relacionas con la Madre de las Madres, la MADRE CÓSMICA. Que todas las emociones que se han despertado al leer estos fragmentos de sabiduría femenina sean transmutados en tu corazón y en tu mente por medio de tu intención de ser sanados. Cada emoción encontrará su espacio-tiempo para transformarse e integrarse en energía creativa. El canal del cual provienes tiene un código aprendido y está en perfecto orden. Cada respiración tuya abraza la posibilidad de automaternarte al instante. Así es. Hecho está.

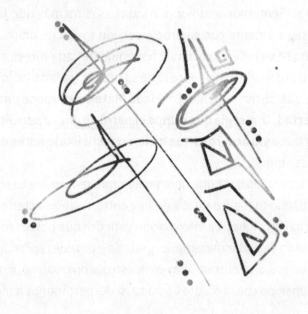

Meditación
Sanación del Eje Madre

Después de conocer los tipos de madres, te habrán hecho clic muchas cosas, desde qué madre tienes hasta qué tipo de hija y mujer eres, incluso qué madre podrías ser. Es un ejercicio de reconocimiento muy intenso, por eso vale la pena reconectar con tu Eje Madre, equilibrar tus emociones a través de una meditación sensorial.

Con este audio de códigos de luz, tu Eje Madre se pondrá en balance. Escucha este audio cada que sientas ganas de querer conectar con el amor incondicional.

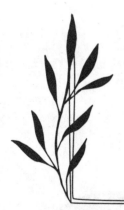

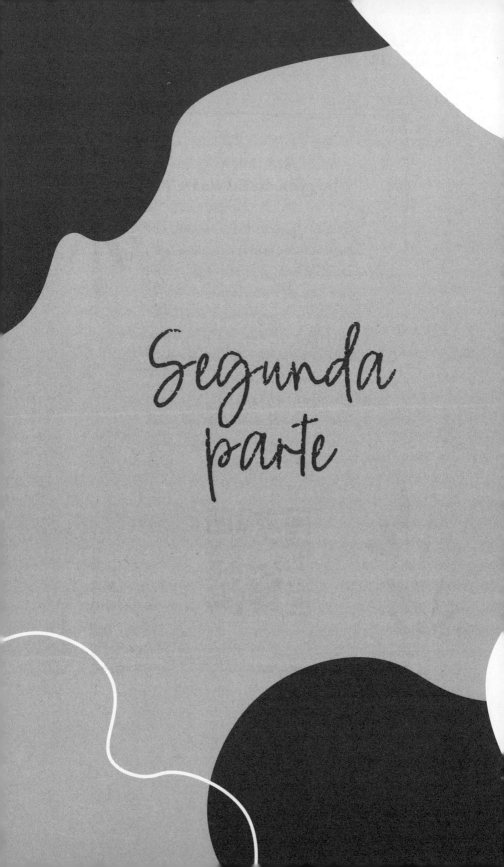

Segunda
parte

El viaje:
la menstruación
consciente

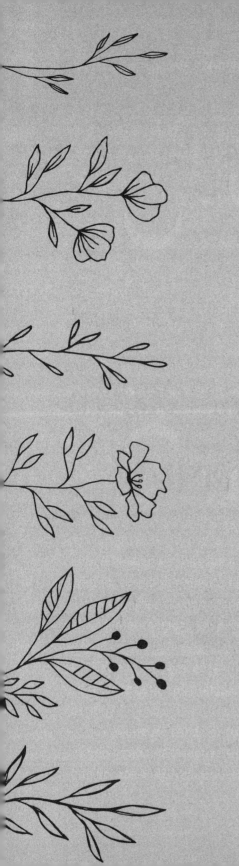

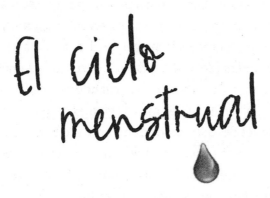

El ciclo menstrual

Amo mi sangre.

¿Qué sientes cuando lees esta frase?

Amo mi sangre.

Lo que honestamente sientes al leer esa frase es la verdadera relación que tienes con tu propio ciclo menstrual. Mi ciclo es la herramienta más sólida de autoconocimiento y de amor propio que poseo. La única forma en la que he podido mantener una relación amorosa constante conmigo misma ha sido a través de mi propio ciclo menstrual, ya que es el compás que me ha permitido observar a todas las mujeres que soy en una, y de una manera muy contundente me ha permitido *conocer, aceptar* y *entender* todo lo que estas mujeres necesitan, de tal suerte que puedo darme cuanto necesito si me brindo la oportunidad de escucharlo, desde tomar un baño caliente, hasta prevenirme una discusión con mi esposo o sencillamente decidir qué comida necesito consumir.

Mi sangre es mi conducto de vida y, dicho sea de paso, es la sangre que da vida. ¿Cómo podemos seguir odiando el medio por el cual existimos? Es algo que honestamente no entiendo, pero sí sé que no es nuestra culpa. Es normal no comprenderlo, nadie lo enseña de verdad. Como mujeres, tenemos que salir a buscar todas las piezas por nosotras mismas, piezas de un rompecabezas del que aún no conocemos la imagen final, e incluso así salimos y buscamos los medios para aprenderlo. A veces conectamos con el ciclo cuando no lo tenemos, y otras cuando es muy abundante, cuando hay dolor, cuando es muy largo o es muy corto, cuando viene y después se va, cuando te embarazas o tienes un aborto. El ciclo sólo te puede sostener cuando lo honras y te das el tiempo de respetarlo durante todas sus fases, no sólo cuando ves sangre. El ciclo menstrual es nuestra brújula de salud.

El ciclo menstrual es un motor de energía. Desde este motor se gesta y se enciende toda la energía física que tienes disponible durante todo el mes, por eso hay momentos donde te sientes cansada, otros con mucha energía, quizá con letargo, algunas veces con ganas de salir con amigos y arreglarte perrísimo, otras con ganas de comer más, o con ganas de mover tu cuerpo y unas tantas con ganas de encerrarte y no ver a nadie. El origen de donde accionas todo lo que haces en tu vida se filtra por medio de tu ciclo menstrual, estés o no consciente.

¿Cuántas veces has querido empezar un nuevo régimen de alimentación, mandar ese mensaje que te pone meganerviosa, limpiar toda tu casa, cambiar de escuela, terminar una relación, empezar una nueva rutina de ejercicio, intentar un nuevo hábito, iniciar un libro, cambiar de trabajo, ir de compras, tener una conversación importante, irte de vacaciones, planear una fiesta o simplemente decidir poner límites en una relación? Supongo que al menos has intentado una de las anteriores más de tres veces en tu vida, y estoy cien por ciento segura que de todas las veces que has intentado activar cosas nuevas o tomar decisiones importantes en lo último que piensas es en tu ciclo menstrual.

Mi intención es ofrecerte una mirada más expansiva hacia tu ciclicidad femenina para que la tomes en cuenta, con la esperanza de que te ayude a concretar todo aquello que te propongas. El ciclo menstrual, así como todos los ciclos naturales, tiene una secuencia y un orden perfecto. Cuando esta ciclicidad se respeta, todo se manifiesta armoniosamente. Se establece el tiempo que es para dar y el otro tiempo que es para recibir: un balance único. La Tierra, por ejemplo, puede girar sobre su mismo eje sin perder el camino porque ése es su orden perfecto, no es como que la Tierra se vaya a tardar más de 365 días en darle la vuelta al Sol o le vaya a meter prisa y lo haga en 100, ni tampoco un día va a saltarse la noche o el amanecer. No, todo toma su curso y camina de forma constante, a su ritmo y a su tiempo.

Nosotras, por el contrario, somos seres expansivos y tenemos una capacidad de adaptación increíble. Las mujeres en particular hemos adaptado nuestra ciclicidad a un calendario gregoriano que, de entrada, fue creado por hombres. El sistema patriarcal al cual hemos sido sometidas no toma el calendario lunar como un punto clave para empezar, gestar y crear todo. La forma más fácil de poner acción a tu vida y de concretar cualquier proyecto que quieras es a través de las fases de tu propio ciclo. Esto no solamente te va a ayudar a sostener la visión de ese sueño/proyecto y a tomar decisiones de acuerdo con tus niveles de energía, sino que balanceará los estados emocionales para que puedas seguir adelante y no tires la toalla.

Un dato curioso: el calendario más antiguo del que se tiene conocimiento es de Escocia y data del 8 000 a. C., estaba compuesto por 12 piedras que marcaban

la posición de la Luna a lo largo de un año...
¿Hola? Si me lo preguntas a mí, las primeras
que empezaron a contabilizar el paso del tiempo
fueron mujeres. ¿Quién más que nosotras
quisiéramos saber la posición lunar? ¿Quién
más quisiera saber cuándo vas a volver
a sangrar? Obviamente, las mujeres.

Tu propia ciclicidad es tu código único de creación. Tú creas tu realidad, aunque suene increíble, tú vas creando toda tu experiencia con todo lo que decides a diario y tu ciclo menstrual directa o indirectamente te ha marcado con exactitud el paso.

Cuando vamos en contra de nuestra ciclicidad es cuando todas, absolutamente todas las decisiones que tomamos, aunque sean excelentes, si se encuentran fuera de lo que tu ciclo naturalmente puede sostener, son decisiones no sustentables. Por eso muchas veces has querido empezar una nueva rutina de ejercicios, un nuevo plan de alimentación o una nueva relación y la razón por la cual no has logrado "ver cambios" o "disciplinarte" ha sido en parte por no considerar a tu ciclo como aliado en esta ecuación. Decisiones con respecto a cómo mueves tu cuerpo, cómo lo alimentas, qué tipo de conversaciones sostienes, qué consumes digitalmente, con quién decides pasar tu tiempo y qué tipo de cuidado personal necesitas, tienen que filtrarse por medio de la fase del ciclo menstrual en la que te encuentras, para que el ciclo juegue a tu favor y no en tu contra.

La próxima vez que quieras tomar CUALQUIER DECISIÓN considera en qué fase de tu ciclo estás y así podrás determinar con mucha precisión si lo vas a lograr, o es mejor esperarte una semana más. Pero... ¿cómo saber en qué fase estamos? Ubicarla es más sencillo de lo que parece. Te voy a explicar en breve cada fase del ciclo; qué le pasa a tu cuerpo y qué necesita, fisiológicamente hablando. Asimismo, desde el aspecto místico y en cuestiones de manifiesto, cómo se ve en actividades específicas, cómo usar el ciclo a tu favor en proyectos personales y profesionales, para que todos los sueños que quieras empezar y las decisiones que quieres tomar estén bien sustentados por medio de tu propia magia femenina.

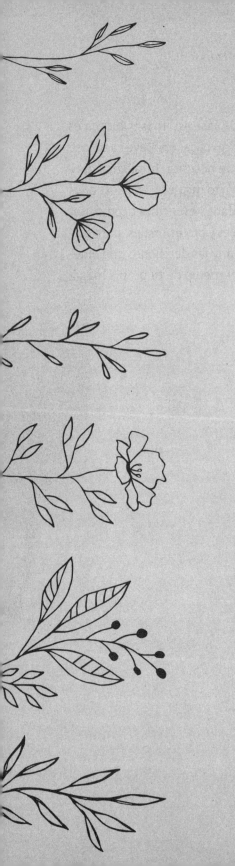

Menstruar es un acto político

Yo me considero feminista, estoy de acuerdo con el "quemarlo todo" y construirlo de nuevo, ya que no se puede ciclar sin caos; el caos es el principio, siempre, siempre, siempre. Saber caminar en el fuego, quemarte y renacer de las cenizas cual fénix es lo que, en mi opinión, conduce a construir inclusivamente. Sin embargo, me consideraba feminista por todo lo que hacía afuera de mí, como una activista social y no como una activista interna, estaba dejando de lado lo más importante, que provenía de mí, de mi cuerpo y mi forma de relacionarme con él.

Si sólo vemos el feminismo como algo que sucede afuera de nosotras, como una reacción al sistema, que para muchas, de acuerdo con su contexto, lo es, entendemos nuestra feminidad a medias. Te he platicado que la comprensión de nuestro cuerpo es una herramienta poderosísima para cada una, sin embargo, muchas feministas no reconocen su propio ciclo menstrual, es más, están aferradas a no ovular. Si bien tomar anticonceptivos es un derecho ganado, en mi opinión el hecho de que no exista una transparencia en que tomar anticonceptivos da como resultado que no ovulemos, aunado a la falta de información/educación sobre lo que eso significa para nuestra salud, me parece un acto cobarde por parte del sistema. Ovulación es igual a salud, cuando no ovulas no hay una producción sana de hormonas, tanto tu cerebro como tus ovarios reciben una versión sintética de lo que tendrían que hacer de forma natural y el sistema hormonal se atrofia con su uso prolongado. Hoy por hoy existen mujeres "sanas" que llevan más de 10 años tomando anticonceptivos simplemente para evitar un embarazo y nadie les ha dicho que llevan 10 años sin ovular. Parece mentira, pero en el listado de efectos secundarios de cualquier anticonceptivo no viene explícitamente esta frase: tomar este producto provoca trastornos de la ovulación y/o esterilidad.

El feminismo ha ganado muchas batallas, en especial la de derechos reproductivos, pero ante esto el sistema se defiende con golpes contundentes, como hacerte pensar que estos derechos se basan en el sometimiento a otro sistema. Si tú usas anticonceptivos porque quieres vivir una liberación sexual y es tu forma de pintarle dedo al sistema patriarcal, ¡APLAUSOS!, te admiro muchísimo, neta date a todes. Y si tomar anticonceptivos es lo que te hace sentir segura, reviéntate a todes por igual. Sin embargo, infórmate de qué le pasa a tu cerebro y a tu sistema reproductivo durante el uso de los mismos. Usar anticonceptivos durante periodos prolongados no es sustentable y, por el contrario, deteriora mucho tu salud. En mi opinión, el uso de anticonceptivos como un método de emergencia frente a un trastorno hormonal, una enfermedad, un embarazo no deseado o una violación sería el uso coherente y necesario, pero como única medida para evitar un embarazo puede producirte un trastorno ovulatorio innecesario, que después te obligará a seguir consumiendo los mismos anticonceptivos que te enfermaron, *in the first place*. Pero el sistema, al verse corto de estrategias para que dependas de él, provoca que creas que estás "decidiendo" sobre tu cuerpo, nos hace sentir poderosas y seguras porque nos adoctrinó convenciéndonos de que un anticonceptivo es la única solución real que existe para evitar un embarazo todos los días. Ésta es una **FALSA CREENCIA.**

Aun cuando estemos en un tratamiento de asistencia hormonal y/o un diagnóstico médico que indique el uso controlado de anticonceptivos, no se nos dice que tomarlos provoca que no exista ovulación. Parecería lógico que todas las mujeres que hemos tomado anticonceptivos sepamos que no estuvimos ovulando, o a lo mejor algunas sí están enteradas, pero no saben el trasfondo de lo que eso significa. Ambas mujeres, la que toma anticonceptivos para evitar un embarazo y la que los toma como parte de un diagnóstico médico, no están ovulando y conscientemente no están conectadas con su ciclo porque llevan ciclos asistidos. Tú decides todo, y lo que decidas está bien, siempre y cuando estés informada, consciente de cada uno de los efectos secundarios. Cuestiona todo, inclusive esto que lees, cuestiónalo. Y como dijo Chris Bobel, sobre una feminista que ama menstruar: **"En un mundo donde suprimir la menstruación médicamente es cada vez más fácil, decidir menstruar se convierte en un acto político".**

Si como mujer en un medio que históricamente nos ha limitado en muchos sentidos no comenzamos a comprender y abrazar nuestro ciclo, seguimos alimentando el sistema del que nos quejamos todo el tiempo. Yo me considero feminista activa porque fui a marchas y hablé de equidad de género y voté para que tengamos salario justo, eso debe de contar ¿no? También compartí miles de historias de mujeres perdidas, exigí vestida de morado justicia por todas las que han muerto y he mandado miles de mensajes de texto que dicen: "Ya llegué" o "¿ya llegaste?". He caminado con miedo en la calle, me han perseguido un par de veces, le he mentado la madre a tipos que me han gritado cosas en la calle y hasta he pegado a puño cerrado afuera de un antro. Seguro tú también has vivido y sentido algo de esto, como todas. Al mismo tiempo que lo hice, también violenté mi cuerpo con dietas extremas y narrativas de baja autoestima, odié menstruar y no supe entender mis cambios hormonales. Me parecería justo que lo que tanto pido afuera pudiera estar reflejado, aunque sea en pequeños sorbitos, adentro ¿correcto? Pero no. Unas de las violencias más constantes que vivimos todas las mujeres es la violencia que sucede en nuestro diálogo interno todos los días. No basta con la violencia física que existe en el mundo de afuera, nosotras la seguimos propagando con todo lo que nos repetimos a diario.

La violencia silenciosa de un diálogo ensordecedor interno que te repite que no eres suficiente, alimentado de un sistema social que no te valida, mata la posibilidad de todo. Decir: "Yo soy" o "Yo estoy" es de cada mujer. Y esas dos palabras pueden definir la vida de cualquier individuo, pues creer que eres tal o cual cosa, o decir que estás de tal o cual manera, es a partir de donde se gestan todas tus acciones. Esta narrativa interna es el matadero. **La posibilidad de tener una relación amorosa contigo misma y con otras mujeres muere si no hay armonía con lo que piensas, lo que sientes, lo que haces y si no tienes una consciencia físicamente activa del lugar donde vienen todas tus emociones: tu ciclo menstrual.** Cuando entendí esta idea supe que mi feminismo activo no estaba integrado a mi cuerpo y que no podía seguir llamándome feminista si odiaba menstruar o no empezaba otra relación con mi ciclo menstrual. **Vivir tu menstruación, aprender y conocer tu ciclo, sentir orgullo en vez de pena, entender tu cuerpo mientras ciclas, educarte en la menstruación, tomar decisiones que vayan ad hoc con tu ciclo y no en contra de él, hablar de ella con hombres, mujeres y niños. Abrazar tu ciclo como parte de**

ti y no como algo que sucede fuera es la versión feminista más radical, carnal y cercana que he encontrado.

Hay muchos tipos de feminismos, cada una de nosotras comulga con el o los que le agradan, o se ajusta a más en el camino, aunque en su mayoría se apoyan y complementan. Si tú te asumes feminista, reconsidera la posibilidad de seguir creciendo en tu camino reconociendo tu ciclo menstrual como el compás de tu feminismo. Entendiéndote tú, nos entiendes a todes.

Y aquí viene la crisis: "¿No soy feminista porque no honro mi ciclo menstrual?". En mi opinión, no eres la versión más integrada del feminismo que representas. Antes de que me canceles quiero con mucha intensidad compartirte que el feminismo previo a estar afuera y quemarlo todo inicia en tu propio contenedor de respeto y valor personal. Aquella mujer que se dice feminista pero que odia su cuerpo y odia menstruar no está integrada. Estar integrada es, tal como la palabra lo describe, incorporar todos los aspectos que están afuera de ti, adentro. Me gusta también describirlo como pasar por el cuerpo. Y en mi opinión, también significa ser coherente con lo que exiges y lo que practicas. No puedes exigir respeto si tú no te respetas. No puedes exigir paz si tú te violentas. No puedes pedir aquello que no emerge de ti, que no se ha logrado expresar en ti, por ti y para ti. Lo único que podemos percibir afuera es aquello que reconocemos como propio, y todo cambio radical sólo se puede sostener desde la honestidad y la coherencia. **El privilegio que tenemos al estar vivas nos da la oportunidad de reconocernos especiales y sembrar un valor personal lejos de narrativas violentas que imposibiliten la opción de amarnos por el simple hecho de existir.** Y ¿por qué es un privilegio seguir vivas? Porque en el mundo cada 11 minutos muere una mujer a causa del feminicidio, según datos de la UNODC, por ello si seguimos vivas y en condiciones de decidir, somos privilegiadas.

Aquella mujer que no incorpora su ciclo y no aprende de él no es una feminista integrada. Aquella que no sabe en qué fase de su ciclo está y no tiene idea de cómo es ella durante su ciclo menstrual, no tiene información suficiente para poder exigir y proclamar, desde un justo medio, lo que su feminismo realmente es y necesita. Su feminismo viene de una ideología y no de sus entrañas y su género como punto de partida. Aquel feminismo que no reconoce (por falta de educación) la ovulación como parte fundamental de la magnificencia y salud de una mujer, en mi opinión, no es un feminismo integrado. No es nuestra culpa, el sistema no lo permite. El feminismo se vive y se piensa. Creer que tener derecho a tomar anticonceptivos para evitar un embarazo es regresarnos el poder de decidir sobre nuestros cuerpos es un feminismo sometido, pues en realidad es subyugarnos a otro sistema, el de las corporaciones farmacéuticas. *Ellos* están decidiendo por nosotras. Ovulación es igual a salud, nunca olvides esto. Cuando permites que tu cuerpo ovule y cicle, cuando te abres a conocer tu ciclo en su máxima expresión, cuando reconoces y aceptas todas las versiones de mujer que eres durante tus fases, cuando eres activamente responsable de tener relaciones sexuales afuera de tu ventana fértil, cuando investigas cuándo es tu periodo fértil, cuando te permites un viaje ovárico que produzca hormonas con libertad y te das la oportunidad de menstruar aun en medio de la cita más "importante" de tu vida profesional, un viaje al otro lado del mundo, el día de tu boda, teniendo relaciones sexuales, o lo que sea que consideres que tiene más valor que tu propia sangre, cuando te hagas tiempo para "menstruar" y en tu agenda se lea: "Descanso/menstruación" mientras mandas un mensaje de texto que diga: "Hoy no, estoy menstruando", serás una feminista integrada porque respetas y usas el ciclo a tu favor, lo reconoces como algo tuyo inherente a tu fuerza y a tu yo femenino.

Cuando te pronuncias abiertamente cíclica, llena de emociones, creadora/destructiva y nunca la misma es cuando de verdad abres un espacio seguro para todas las demás mujeres. Cuando permitimos que la rabia de nuestra fase premenstrual se exprese con sinceridad en un mundo donde la menstruación es el tema menos entendido porque el sistema ha convocado y convencido a las personas que menstruamos a estar en contra de nuestros propios ciclos y a evitarlos a toda costa. Cuando dejamos de violentar nuestro cuerpo con palabras de odio y chistes denigrantes durante nuestra menstruación y dejamos de adormecernos con medicamentos, cuando le decimos sí al dolor menstrual, sí a la ira de quemarlo todo internamente para construirnos de nuevo en nuestro nuevo ciclo, sí a la proclamación de luz y sombra integrada en nosotras. Cuando reconocemos que esta misma sangre es la que nos dio la vida y que todes estamos unides en dolor cada mes. Cuando abrimos un espacio compasivo para que nuestras mujeres puedan tomarse un descanso sin juicio cuando están menstruando... es un acto político.

Ahora ya lo sabes, puedes tomar la decisión que quieras, pues tener la posibilidad de *decidir* sobre tus derechos reproductivos representa literalmente vidas de miles de mujeres que allanaron el camino para que nosotras podamos ser *libres*. Recuerda que para ser soberana se necesita educación, información, responsabilidad y muchos ovarios sanos. **Feminismo es reconocer la energía femenina como el principio de todo. No superior, solamente el inicio de cada cosa que nos rodea y del universo del que formamos parte.**

Por más feminismos integrados.

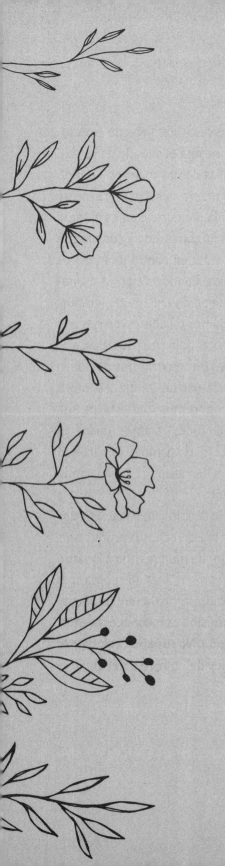

El yin y el yang del ciclo menstrual ☯

A mí me gusta dividir el ciclo en dos partes: la sombra y la luz. Me gusta verlo en dos tiempos: el momento de dar y el momento de recibir. El ciclo tiene cuatro fases científicamente comprobadas: sangrado (al que yo llamo "mi Luna"), fase folicular (después de la menstruación), fase fértil (ovulación) y fase lútea (premenstrual). Las primeras dos fases tras el sangrado (folicular y fértil) son las fases para dar y las segundas dos (lútea y Luna) son para recibir. Las primeras son la luz y las segundas son la oscuridad. En una forma muy sencilla de verlo sería así: semanas 1 y 2 son para hacer, para brillar, para ejecutar, para darle con todo. Semanas 3 y 4 son para recibir, para permitir, para ir hacia dentro, para aprender y sentir. Las fases folicular y fértil son la energía masculina de nuestro ciclo y la fase lútea y de sangrado/lunar son la energía femenina del ciclo.

Todes, absolutamente todes, sin importar el género en el cual estemos encarnades, tenemos energía masculina y energía femenina. Todes accedemos a la luz y la oscuridad, a un lado positivo y a uno negativo. Y siendo esto parte de todes, es necesario reconocer el lado negativo, que es el femenino, el lado menos habitado y el más temido. Integrar ambos es lo único que te permite crear algo nuevo. Los dos son importantes por igual, ninguno es más o mejor que el otro, ambos se necesitan para poder crear, y tu ciclo menstrual necesita que integres ambos opuestos para realmente acceder a la llave de creación.

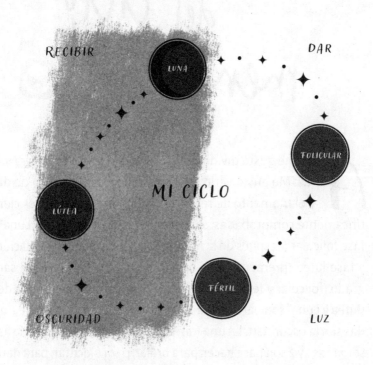

En lo personal, me gusta más el lado oscuro, pues justo es el tiempo en el que puedo permitir que las cosas sucedan sin tener que accionarlas. Siento que en mi vida, en lo que tengo más experiencia es en *hacer*. Y en estos años en los que me he permitido *sentir* he tenido más avances en menos tiempo que en los años que he querido hacerlo todo yo. Ya verás cómo la energía femenina va destruyendo todas las barreras que has construido alrededor del amor, del hacer para valer y de tu ciclo. **No tengas miedo del caos ni del dolor, pues es justo en esa sensación que podemos ver la verdadera cara de las cosas y de nosotras mismas.** Sentarte en tu dolor es conocer cómo sientes. Nadie en este plano siente como tú, sólo tú lloras como tú, sólo tú amas como tú, sólo tú te frustras como tú, te enojas como tú y sólo tú sabes la sensación física de tu cuerpo mientras conectas con tus emociones. Mientras más camines en el abanico de todas tus emociones, más conocerás cómo siente la mujer que eres. Y conocer a la mujer que eres te da la oportunidad de consentirla, apreciarla y poner límites sólidos para protegerla. Permitirte sentir todo es lo más honesta que puedes ser contigo.

Las fases del ciclo no tienen jerarquía, al ser un ciclo va una después de la otra en infinito. A mí me gusta sentir que mi nuevo ciclo empieza en mi menstruación, que es el momento de la destrucción, purga y caos. Pero para fines de entenderlo de forma lineal, designaré del 1 al 4 el orden de las fases. Una vez que lo aprendas, tú puedes decidir cuándo empieza tu ciclo.

La luz: fase folicular y fase ovulatoria

La fase folicular sería la fase 1 de tu ciclo, a la que también se le conoce como fase proliferativa. Los folículos que están en tu ovario empiezan su proceso de maduración rumbo a la ovulación, lo cual trae consigo un coctel de hormonas que ayudan al soporte del inicio del ciclo. Lo más importante que tienes que saber es que justo en esta etapa es donde tu energía va de menos a más, lo cual quiere decir que la energía se mantiene estable en un medio alto. Aquí el estrógeno empieza a activarse y ésta es la etapa donde debes de tomar todas las decisiones para hacer algo nuevo.

La fase ovulatoria sería la fase 2 de tu ciclo y también se le conoce como fase secretora. Los folículos ya están maduros y listos para salir del óvulo y recorrer su camino hasta el útero. La secreción viene del cérvix con moco que te indica tu nivel de fertilidad; si el moco es muy transparente como clara de huevo, estás en tu clímax fértil. Siempre que veas secreción de cualquier tipo hay una probabilidad alta de estarlo. Aquí es cuando tu cuerpo se encuentra listo para crear vida. Tus niveles de energía alcanzan su punto más alto y lo más seguro es que tus ganas de tener relaciones sexuales estén *hot* 🔥. Concebir, concretar y consumar cualquier proyecto está disponible.

La sombra: fase lútea y sangrado (tu Luna)

La fase lútea sería la fase 3 de tu ciclo, llamada también fase premenstrual. El folículo roto que liberó el óvulo se cierra, formando un cuerpo lúteo, mismo que produce progesterona. Ese óvulo que buscó ser fecundado e implantarse en tu útero, al no lograrlo, empieza su camino de desecho. Las paredes del útero que previamente se habían hecho más gruesas para prepararse para un posible embarazo comienzan a desprenderse. Tus niveles de energía empiezan a bajar considerablemente, lo cual quiere decir que se mantiene en medio bajo. El cuerpo retiene más líquidos.

El sangrado o tu Luna sería la fase 4 de tu ciclo, y también se le conoce como menstruación (sólo puede ser *menstruación* cuando has comprobado tu ovulación, si no ovulaste ese mes, pero tienes sangrado, a éste se le conoce como *sangrado asistido o anovulatorio*. Si tomas anticonceptivos tienes sangrados anovulatorios. No estás ovulando, es decir, tienes sangrado, mas no menstruación). Gracias a la progesterona se desprenden las paredes del útero, el óvulo no fecundado sale en forma de coágulos y sangre muy brillante por medio del canal vaginal hacia el exterior. Tus niveles de energía son bajos, el cuerpo pide descanso y la temperatura tiende a ir hacia arriba justo al inicio del sangrado y baja totalmente durante los primeros dos días de éste. En tu Luna el cuerpo recoge todas las toxinas del ciclo anterior, las purga y libera de tu cuerpo. Estas toxinas son físicas y también son sutiles, toxinas de linajes femeninos que se quedan en la memoria de tu útero. En cada Luna vas purgando e integrando emociones, aprendizajes y pequeñas historias.

Tu Luna es la fase más importante del ciclo. Yo considero mi Luna la fase principal. Entre más conecto con mi sangre, más me doy cuenta de que, dependiendo de cómo me cuide y me procure durante mis días de Luna, será la base para mi siguiente ciclo. Mi menstruación y el tiempo que me permito vivirla será necesario para tener un próximo ciclo nuevo, expansivo y honesto. Si no pude descansar, si no comí bien, si me desvelé o si tuve mucho estrés durante mis días de Luna, es muy probable que empiece el siguiente ciclo sin una energía física y mental óptima.

A mí me fascina menstruar. No tuve una relación muy amorosa con mi ciclo cuando era adolescente, pero nadie puede negar amar la menstruación después de estar aterrada a los 18 por un posible embarazo. Mi única relación con mi ciclo durante mis primeros años en la universidad sucedía cuando veía sangre, y menstruar era doloroso. Odiaba sentir dolor, pero amaba saber que no estaba embarazada. También tuve cistitis crónica durante todos mis veintes, de lo cual te contaré más adelante. Conectando con mi sangre pude entender y sanar mi cistitis. La razón por la que amo menstruar es porque ahí encuentro la medicina que necesito para sanarme. Mi refugio y antídoto para vivir sin cistitis es mi menstruación.

Cuando recibo mi Luna es mi momento preferido del mes, pues es cuando me doy permiso de TODO. A todo lo que quiero y deseo digo: sí. Es mi *rain check* para todo y para todos. Uso mi Luna como mi protector de energía. Cuando estoy menstruando lo digo, pues es la mejor forma de poner límites con mi ciclo, nadie se mete con la menstruación. En el momento en que la mencionas, a las personas se les aguadan las rodillas y es megaliberador decir: "No puedo, estoy en mi Luna". La gente se queda pasmada, y yo remato con: "Estoy sangrando... de la vagina" 😊. Y literal podrás ver cómo se alejan y te dan tu espacio, es divino. Durante dos días al mes hago lo que se me VIENE EN GANA... y me vale. Me vale todo. (También he usado la expresión: "Se me descongeló el bistec", porque soy una guarra... igual funciona 😊). Y aquí entran estas microagresiones contra nuestros ciclos, donde hablar de nuestra sangre se considera algo "sucio" o no "apropiado". Hablar de nuestra sangre es nuestro derecho. Depende del emisor, en este caso *tú*, cómo te expresas de tu propio ciclo. Ése es el principio de la revolución.

Necesito decir "NO" al entorno para poderle decir "SÍ" a mi cuerpo y a mi ciclo. Durante tu Luna hay dos cosas muy poderosas que se manifiestan: la primera es el ritual de pasaje de un ciclo a otro, la muerte de una posibilidad, y la segunda es el nacimiento de la siguiente. Y cada sangrado tiene información poderosa de tu salud y de tu energía femenina. Los colores de tu sangre, la textura y el olor te pueden advertir de posibles desbalances femeninos. Aquí te dejo este esquema de colores de sangrado:

- Negra: aborto. Bloqueo vaginal. Infección.
- Café o vino: inicio o final del sangrado. Implantación del óvulo.
- Rojo brillante: sangre fresca. Flujo sano.
- Rosa pálido: niveles de estrógeno bajos. Anemia. Cáncer de cérvix. Sangrado de ovarios. Desnutrición.
- Naranja: infección.
- Gris: vaginosis bacterial.

En la sangre hay mucha información y la única manera de recibirla es conectando con ella y recolectándola de manera que la puedas tocar, sentir, oler y ver. ¿Puedes ubicar el color de tu sangrado? Durante tu Luna es posible encontrar tres tipos de sangre: una color vino, una rojo brillante y una café.

Ésos son los tres colores que te avisan de un ciclo sano, específicamente el rojo brillante. Si siempre usas tampones o toallas sanitarias es muy probable que no puedas darte cuenta cuando tu sangre va cambiando de color. Yo practico sangrado libre en combinación con la copa menstrual. Y sí, la copa es una onda al principio, te manchas, no te la pones bien, se te sale... lo que me digas, sí. Todas estas etapas las he vivido, creo que me tardé alrededor de cinco ciclos o seis en realmente sentirme segura al usarla. La realidad es que no te acostumbras, hasta que te acostumbras. De la misma forma que te acostumbraste al uso de tampones o de toallas, usar la copa lleva el mismo camino. Si hubieras empezado con ella, ahorita serías experta, por eso nos desesperamos, pero en mi camino de conectar con mi sangre, mis ganas de experimentar y conocer mi sangre pura fueron más grandes que la "comodidad" que me daban las toallas y tampones por vivir de prisa. Ahora te explicaré un poco más a detalle cómo fue que nos hicimos aliadas.

Mi relación con la copa fue complicada al principio, porque estaba usando una demasiado grande para mi vagina y por eso nunca me sentía cómoda con ella, mi propio canal vaginal la expulsaba al cabo de una hora. Después compré otra más pequeña que entraba sin problema, pero sacarla... ufff ¡buena suerte! Era megadifícil, se me perdía, entonces supuse que era demasiado pequeña o que no era lo suficientemente sólida para mantenerse en un solo lugar. Las copas deben ser maleables, hechas de plástico quirúrgico TPE o de silicona, y si bien deben poder doblarse con facilidad, tienen que ser resistentes para regresar siempre a su misma forma, porque una vez que entran al canal vaginal tienen que ajustar su forma a las paredes vaginales y hacerte sentir cómoda, en resumen, no debes sentir que la llevas, de lo contrario, no te la pusiste bien o es demasiado grande para tu vagina.

Hay varias técnicas, la que más me funciona es la del doblez en medio como un taco y así meterla de lado, una vez adentro se desdobla y queda justa en la entrada vaginal. Me la pongo con la técnica de Malasana, que básicamente es en cuclillas con los isquiones en dirección hacia los talones, y también me la he puesto con una pierna elevada sobre el WC. La mejor copa que he usado se llama Flex, ésta tiene un aro de silicona que sirve para sacarla, al tirar de él se dobla un lado de la copa, permitiendo que salga aire y evita la succión de vacío, por lo que sale en seguida. Jamás se te pierde y cada que vas a hacer pipí puedes acomodarla y vigilar que siga en su lugar. Y lo mejor es que cuando la sacas puedes tener todo tu flujo adentro, sin derrames.

Nadie me paga por anunciarla, pero es algo que compro todo el tiempo y que le voy regalando a mujeres *randomly*. Siento que la razón por la cual yo me tardé en adoptarla fue porque no era fácil, tampoco cómodo, no había encontrado una con la que no fuera aterrador sacarla y, lo más importante, que no me doliera o incomodara traerla puesta. Más adelante te cuento todo acerca de los métodos de recolección y sobre todo del sangrado libre, que en mi experiencia es el *game changer*.

La segunda cosa que pasa cuando viene tu Luna es la posibilidad de darle vida a un proyecto personal. Si el ciclo menstrual tiene la facultad de crear un bebé de carne y hueso, también tiene la facultad de crear un sueño, un proyecto y la vida que necesitas. Cada ciclo te ofrece la oportunidad de purgar, manifestar, sembrar y crear con la ayuda de la energía lunar y menstrual, y esto se acciona por medio de la siembra menstrual. Cada siembra trae un rezo y en cada Luna alberga un arquetipo femenino con una energía específica que juega a tu favor siempre y cuando vayas ad hoc al ciclo y no en contra.

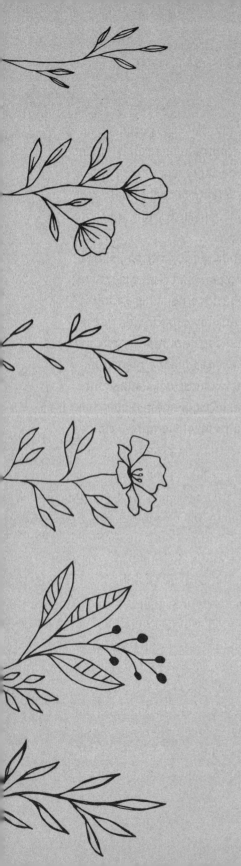

Arquetipos femeninos

Los arquetipos femeninos son modelos de conducta o "patrones" que están instalados en el inconsciente colectivo y en la psique femenina. Estos arquetipos imprimen carácter, personalidad, energía creativa y, por ende, una emoción a quien se le atribuyen. Por ejemplo, si yo describo a una mujer como una Venus o una Afrodita, rápidamente puedes inferir o suponer que es una mujer hermosa, con atributos sensuales y personalidad cautivante. El uso de arquetipos como adjetivos calificativos activa tus sentidos. Durante las fases del ciclo menstrual los arquetipos femeninos se usan para estar receptivas a las emociones/sensaciones que se activan a través de ellos, en correlación con las fases lunares.

Los arquetipos femeninos marcan la energía lunar que está disponible para ti durante las fases de tu propio ciclo menstrual en conjunto con las fases lunares. Durante cada fase lunar hay una energía femenina específica disponible y todas se van entretejiendo, ya verás cómo una marca la entrada de energía sutil que antecede a la siguiente fase de forma física. La energía sutil es como tu cuerpo emocional, todo aquello que no puedes ver pero sí sentir. Y la energía física es todo lo que puedes ver materializado en forma física, tangible. Cuando eso que ves se siente exactamente como lo imaginabas antes de tenerlo, es cuando estás en completa conexión.

Es oportuno mencionarte que estos son los arquetipos femeninos generales que a mí me han funcionado y que en su mayoría conectan en algún punto con nuestra esencia personal femenina. Te los comparto para ver si tienen sentido en tu propia energía femenina, y si por alguna razón no lo tienen, recuerda que cada mujer encuentra su propio código de creación y éste (que es el mío) lo puedes usar de guía para crear el tuyo.

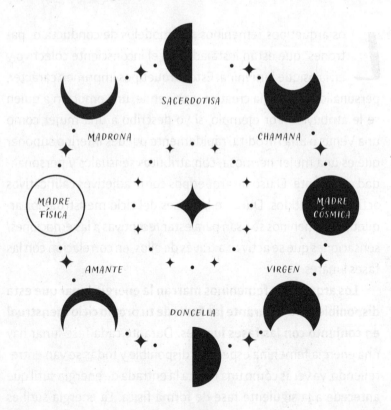

SACERDOTISA

MADRONA

CHAMANA

MADRE FÍSICA

MADRE CÓSMICA

AMANTE

VIRGEN

DONCELLA

Sacerdotisa: esta energía te ayuda a conectar con la divinidad en ti. Te permite consagrarte y honrarte como un ser divino. Aquí puedes hacer rituales, cantos, oraciones, meditaciones y rezos. Éste es el tiempo perfecto que sostiene espacio para la oración, para escuchar y descifrar qué es lo que tu cuerpo necesita, lo que tu corazón ansía y lo que tu mente destruye. Con esta energía podrás reconocer si hay algo que necesita sanar del cuerpo y del corazón.

Chamana: la palabra *chamán* significa *médico*, "el que sabe". Esta energía provee sabiduría interior para descifrar y encontrar una cura a algún malestar físico y/o del corazón. En esta fase todo lo que tiene que ver con cuidado personal, baños alquímicos, recetas que te gusten, tipo de *skincare* o cositas ricas de comer, se activan. ¿Recuerdas que Cleopatra se bañaba en leche? Pues ándale, es la energía chamana la que mueve a procurarse como una divinidad. Todos los remedios caseros entran en esta energía: tecito curativo, sopa caliente, hidratarse, dormir, movimiento restaurativo, escritura y todas las actividades que promuevan sanar tu dolor están abiertas. En esta etapa eres guiada rumbo al descanso y a recibir información necesaria para concluir o empezar el ciclo.

Madre Cósmica: esta energía es la madre de la oscuridad. Desaparecer del mapa y guardarte para ir hacia dentro en silencio es como puedes recibirla. Justo como en la Tríada Materna, ésta es la energía del amor incondicional y la abundancia plena, como un derecho divino. Cuando puedes parar por completo y sólo existir sin hacer es cuando la reconoces. Por eso los días de Luna negra/nueva son los mejores para estar contigo en silencio. El silencio purga, abre un espacio para la desintoxicación física y mental desde el amor, porque al mismo tiempo que saca el desecho, abre espacio para lo nuevo y se prepara para dar desde un punto neutro. Estar en silencio e ir a tu oscuridad es lo que te permite saber quién eres y qué necesitas sin el rol que juegas en la sociedad. Ésta es la energía que sostiene el amor propio, por el simple hecho de existir. Purgar todo aquello que ya no funciona sin juicio es la energía de la Madre Cósmica, la que destruye y crea al mismo tiempo. En este silencio se recibe mucha información personal intuitivamente.

Virgen: la palabra proviene etimológicamente de *virga*, una rama o varita verde. Esta energía trae consigo el despertar de un ciclo virgen, algo nuevo en donde poder empezar. Esta energía te provee un lienzo en blanco. Todas las posibilidades se abren. La energía sutil del comienzo de algo permea todo tu entorno y es bastante alta. Aquí es el inicio, donde todos los potenciales futuros se albergan, es la fase del potencial puro. Esta energía provee que actúes con independencia y centres tus valores personales. Al ser un potencial puro, adonde lleves tu atención llevarás acción. Este arquetipo requiere de mucha concentración para que la energía sutil esté focalizada donde en realidad se desea.

Doncella: esta energía es como la primavera, trae consigo un despertar de conexión. Una energía hermosa y enigmática que busca expresarse con ella misma y con otros. Es impulsiva, se rige por ideales y representa buscar la verdad a través del juego; su energía es dinámica y de acción. Tiene la capacidad de planificar y encuentra los recursos para ir hacia sus objetivos. Es poesía, fuego sagrado y niña-adolescente; es excelente para socializar, para encender la llama interior de conexión, para ejercer el servir a los demás y para hacer comunidad.

Amante: esta energía es la pasión que busca concretar relaciones, estímulos, proyectos e hijos. Es la energía más potente para mantener una determinación basada en el gozo y se manifiesta físicamente en un magnetismo perenne. La energía es cálida y placentera, genera compromiso en el entorno y promueve un buen ambiente con facilidad, logra enamorar cualquier acuerdo y comprometerlo al mismo tiempo. Ésta es la energía más conocida a nivel colectivo.

Madre Física: ésta es la energía creadora, la que da vida física. Esta energía da y brilla, es la más potente de creación, con ella se concretan proyectos, relaciones sexuales, hijos creativos e hijos de carne y hueso. Esta energía es la expresión máxima de luz, y tal como la Madre Física, es la que crea vida, es la fuente y el útero con la capacidad de crear y destruir. Esta energía es expresiva, amorosa y fértil. El placer máximo lo encuentra en la unión. Durante ella está disponible que los proyectos tomen un lugar de pertenencia al nacer. Esta energía es la que inicia el ciclo de cualquier evento, tiempo-espacio, relación o proyecto.

Madrona: ésta es la energía del drenaje. Es maestra que inicia el periodo de desecho, reconoce y recolecta todo aquello que ya no te sirve más y manda señales de desapego y desprendimiento. Éste es el inicio de la purga y la energía que sostiene la desintoxicación. Se le conoce como la "cloaca maestra" y está relacionada con los procesos de renovación y desecho. Un drenaje que es usado con frecuencia es un drenaje que permite el paso de las aguas negras con facilidad. La energía de la madrona es la energía determinante para el buen funcionamiento del siguiente ciclo; se alinea con el dolor, la resistencia, la incomodidad y la restauración.

Estos arquetipos se correlacionan de una manera circular. En general no son opuestos, son más bien la energía de inicio y la energía de manifiesto. Cada una de ellas antecede a la otra. Es el deseo y después el objetivo manifestado. Se necesitan correlativamente para entenderse y comunicarse entre sí, ya que son un circuito infinito.

- Madrona ←→ Chamana
- Madre Física ←→ Madre Cósmica
- Amante ←→ Virgen
- Sacerdotisa ←→ Doncella

El calendario lunar

Para entender la siembra menstrual y cómo funciona el calendario lunar con tu ciclo menstrual es importante que sepas que cada fase del ciclo, tanto lunar como menstrual, están interconectadas. Yo soy sumamente visual, así que hice estos cuadros para entenderlo mejor. Cada fase trae consigo una información valiosa de la energía lunar, misma que ayuda a purgar, intencionar, integrar y manifestar nuestros ciclos y por ende nuestras necesidades, objetivos y sueños.

La fase menguante es cuando la Luna se prepara para hibernar, para desaparecer, esta fase es su otoño. Ahí es cuando empieza su camino hacia el interior para buscar hogar en la oscuridad y estar con ella y no brillando para los demás.

La fase negra es cuando no la podemos ver y está completamente en ella, en su invierno de noche. También se le conoce como Luna nueva.

La fase creciente es cuando despierta del invierno y empieza a brillar de a poco con la entrada de la primavera.

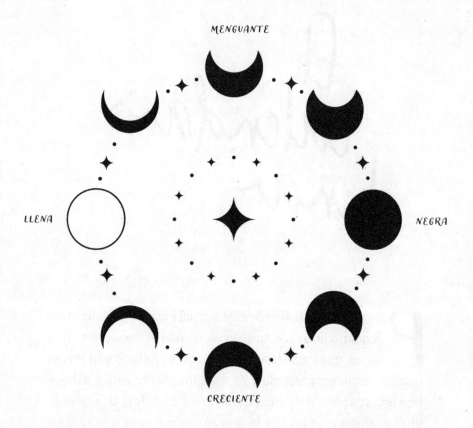

Luego encuentra más luz y empieza la sensualidad, que es su verano, con la llegada de la Luna llena, manifestando su gran luz y potencia para iluminar toda la marea. En Luna llena la energía de manifiesto y de expresión del ser está en su máxima expresión.

Cada fase representa una temporada: la negra/nueva es invierno, creciente es primavera, llena es verano y menguante es otoño.

Lo bonito de conectar con las fases lunares es que tu propia marea femenina se activa sola y no tienes que "hacer" nada más que abrirte a recibirla y observar cómo se va manifestando en ti.

Nosotras somos 70% agua y sabemos que la marea se activa con la Luna ¿no? Tus aguas femeninas también se están activando en cada fase lunar.

Fases menstruales y fases lunares

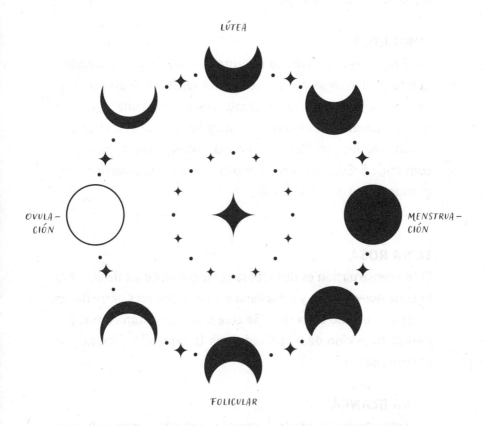

LÚTEA

OVULA–
CIÓN

MENSTRUA–
CIÓN

FOLICULAR

Así es como se ven las fases del ciclo menstrual dentro de las fases del ciclo lunar. La Luna menguante es lútea, Luna negra/nueva es menstruación, Luna creciente es folicular y Luna llena es ovulación o estado fértil. Es probable que ahora pienses que no estás ciclada a la Luna y que seguramente has tenido tu periodo en alguna otra fase o nunca habías pensado en qué fase lunar menstrúas. ¡Todo ok! Tranqui... a lo largo de nuestros años reproductivos es normal cambiar de fases lunares durante nuestros ciclos menstruales. Aquí te resumo los cuatro ciclos lunares con respecto al ciclo menstrual.

LUNA ROJA

Si tu menstruación sucede durante la Luna llena eso significa que tu ovulación se da en la Luna nueva/negra. A este tipo de mujeres se les conoce como las mujeres del ciclo Luna roja, y son quienes canalizan su energía creativa hacia afuera. En tiempos pasados se les consideraba como las líderes y maestras de su comunidad. Estas mujeres también tienen una conexión muy grande con su energía sexual.

LUNA ROSA

Si tu menstruación es durante la Luna creciente, es decir, entre la Luna nueva/negra y Luna llena significa que eres parte de las mujeres del ciclo Luna rosa. Se cree que ellas están en una poderosa transición de oscuridad hacia la expresión y expansión máxima de luz.

LUNA BLANCA

Si tu menstruación sucede durante la Luna nueva/negra y tu ovulación en la Luna llena, perteneces al ciclo de Luna blanca. A este tipo de mujeres se les considera las más fértiles, están asociadas con la energía maternal y el autocuidado. Generalmente están muy cerca de procesos de nutrición como la cocina o del amor por su entorno.

LUNA MORADA

Si tu menstruación sucede durante la Luna menguante, es decir, entre Luna llena y Luna nueva, significa que eres parte del ciclo Luna morada. Se consideran a estas mujeres en sanación, son quienes atraviesan la luz para llegar a la sombra de manera agraciada y son las perfectas curadoras.

Tener las ganas de ciclarte a una fase lunar específica tiene que ser un deseo personal. No necesitas ciclar tu menstruación a la Luna llena para ser feliz. Ya estás ciclada a alguna fase lunar. Todas las mujeres lo estamos, sólo que estar consciente de la posición lunar con respecto a tu ciclo menstrual te ofrece más herramientas de autoconocimiento. Yo lo hice para conocerme en mi máxima expresión de energía lunar femenina, me entregué a explorar las fases y en mis estudios de menstruación observé que ciclarme a diferentes fases vino como consecuencia de lo que estaba manifestando, purgando o sanando durante mi ciclo menstrual. Si decides hacerlo es una sensación de poder increíble, poder que viene literalmente de tus entrañas, y déjame decirte que ha sido lo más potente que he experimentado con mi cuerpo y mi propia energía sutil.

La forma de ciclarte a estas fases es por medio de la práctica constante de siembra menstrual y la intención alrededor de la siembra. Lo que más funciona es observar en qué fase lunar está tu ciclo menstrual en este momento. Hay mucha información de ti alrededor de la fase lunar en la que habitualmente sangras, ciclarte a una en particular debe ser un deseo, pero no tu misión en la vida, requiere de constancia y disciplina pero lo más importante es que requiere de una razón real y una intención verdadera detrás del porqué quieres ciclarte a tal fase y para qué.

Siempre toma en cuenta que lo que ya es en este momento, la fase en la que actualmente sangras, es el orden perfecto para ti.

Fases lunares, menstruales y arquetipos

É ste es el cuadro de todas las energías juntas, lunares, menstruales y arquetípicas, para explicarte la siembra menstrual de acuerdo con el arquetipo, la fase y la intención.

Cuando hice este cuadro hace ya más de cinco años pude entender que mi ciclo no está separado de la Luna y que entre más conociera de mi propio ciclo lunar, más acceso tendría a conocer a todas las mujeres y/o todos los arquetipos femeninos que soy en un solo ciclo.

Dibuja este cuadro en algún diario o cuadernito a ver cómo se expresa en ti, dependiendo del tipo de ciclo de Luna que seas (roja, morada, blanca o rosa) se verá ligeramente distinto. Este corresponde a mujeres Luna blanca, yo por lo general menstrúo en Luna nueva y mi ovulación sucede en Luna llena, pero he recorrido todas las fases. Los arquetipos y fases son los mismos, lo que cambia son tus fases del ciclo. El uso de la creatividad para entender y aprender esta información es vital; la tuya se puede ver de mil maneras, pintando, bailando, escribiendo, cantando, como sientas que puedes expresarte. A mí me funcionó dibujarlo

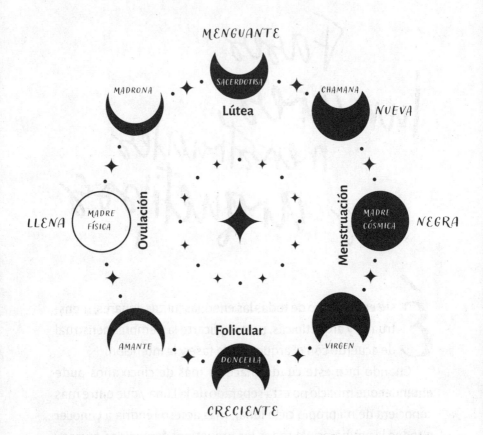

y después escribir lo que siento cuando pienso en cada fase; entre más lo dibujé, más lo integré. He sabido de mujeres que han creado danzas, cantos, recetas de cocina, piezas de arte y hasta outfits a través de este ejercicio creativo. Aprenderte este cuadro es necesario para una siembra menstrual favorable y consciente. Lleva un tiempo entender todas las fases lunares, pero existen apps gratuitas que te dicen en qué fase lunar estás. Yo uso una llamada MOON Current Moon Phase, pero una vez que conoces bien las fases, con reconocer cómo te sientes, sabrás intuitivamente en cuál estás. Así, de a poquito, podrás saber en qué fase de tu ciclo estás con respecto a la Luna.

Quiero recordarte que la fase en la que estás ahorita en relación con la Luna es perfecta. Ésta es la fase que necesitas en este momento, todo está en perfecto orden y no es necesario cambiar nada, tampoco necesitas ciclarte a la Luna llena para ser una mujer chingona, no, mujer chingona ya eres, y no por no estar ciclada a la fase lunar que según tú es la "mejor" no estás en tu máxima expresión femenina. Recuerda que no necesitas hacer nada, por el contrario, necesitas soltar la cuerda y permitir sentir sin hacer y simplemente observarlo, ése es el *input* más directo a cómo estás y por qué te sientes como te sientes.

A veces mi menstruación ha llegado en Luna creciente y he podido descifrar, de acuerdo con lo que sucede en mi vida en ese momento, que necesito que mi fase folicular (que es cuando tienes energía media) suceda ahora para que cuando llegue la Luna llena pueda alcanzar niveles de energía más potentes y así lograr alguna actividad física. Si esta actividad no sucediera durante la Luna llena, no tendría tanta energía disponible. Yo por lo regular soy parte del ciclo de Luna blanca, ovulo en Luna llena y menstrúo en Luna nueva, pero me parece interesante que cada vez que hago un cambio grande como una mudanza, mi ovulación se mueve un poco y mi menstruación se va a Luna creciente, entonces no está mal estar en otra fase lunar, sino más bien es aprender a usar la energía lunar disponible a nuestro beneficio.

Ahora te doy un ejemplo más concreto de cómo lo hago.

Ya te conté que me he mudado de casa muchas veces y si tú te has mudado supongo que ubicas lo estresante que es hacerlo, desde buscar un nuevo depa/casa, empacar y rentar un camionetón para llevarte tus cosas; o si tienes suerte, rentas un servicio y le rezas a Dios para que no te roben o te rompan cosas... Pues en febrero del 2021 me mudé a Venice Beach, California. Para lograr vivir en Venice tuve que hacer varias siembras menstruales porque definitivamente estaba fuera de nuestro presupuesto, pero yo sabía que, si era para mí, tenía que encontrar el momento justo donde alguien se mudara a otro lado pagando lo que yo podía pagar y que yo estuviera en el lugar exacto, a la hora exacta para tomar la vacante, *meaning* que alguien me dijera de alguien o meterme a la página de rentas y lo viera anunciado, pues mi rezo y mi intención ya estaban puestos desde hacía varios ciclos menstruales.

Todo lo que quiero lo manifiesto a través de mi ciclo menstrual y siempre da resultado. Soy esa señora que secretamente ve el calendario lunar y su bitácora menstrual para tomar decisiones importantes o confiar en una energía suprema que le ayuda y guía.

Para que tengas un contexto más sólido, Venice Beach está catalogado como uno de los barrios con vivienda más cara en Los Ángeles y, siendo este un lugar rascuacho en los noventa, ahora es *hip* y *trendy* y su putamadre... Aquí puedes encontrarte a cantantes de bandas famosas, tipo Adam Levine en el Blue Bottle Café o actores hollywoodenses que aman el *surfing*. Aquí se crearon bandas como The Doors y los Beach Boys. Es un barrio *surfero overly priced*, tiene unas tiendas boutique espectaculares en una sola calle que se llama Abbot Kinney, hay unos canales entre las casas, por eso se llama Venice, y los atardeceres pintan el cielo de color rosa como algodón de azúcar. Hay casas muy pequeñitas, de colores pastel en contraste con arquitectura sueca y materiales eclécticos que lo hacen un sueño, también huele mal pero hay miles de perritos y gente patinando. Es literal un *playground* para adultos hipsters. Vivir en Venice es pagar 7 dólares por un latte y miles más por un *avo toast*, es un tren del mame. Sin embargo, tiene el mejor clima de L. A., hay unos *spots* veganos deli y las casas en los canales son un *fucking dream*, la neta.

Pues al fin logré *matchear* la vibración de un lugar que está casi al final de Venice, muy pegado al siguiente barrio que se llama Mar Vista, pero a 15 minutos caminando de la playa. Encontré un depa *art deco* de los cincuenta, chiquito, muy lindo y en mi presupuesto; moví todo para que nos aceptaran (siendo inmigrante y, en ese tiempo, *freelancer*, hay muchas trabas cuando no puedes demostrar un *steady income*), y después de rogarle a la mánager y con un soporte de amor de nuestros amigos Jae y Meli desde NY, finalmente nos aceptaron y nos lo dieron.

Me lo dieron dos semanas antes de que se acabara el *lease* que tenía en ese momento, esto sucedió cuando estaba en mi menstruación y tenía alrededor de siete días para mudarme. Así quedó mi ciclo en aquel febrero del 2021: en Luna creciente tuve mi periodo y, cual planeado, la fase folicular quedó en Luna llena, que fue cuando hice la mudanza y cuando necesité la expresión máxima de energía física para cambiarme y hacerlo con gracia. Sin gritar, sin estresarme (tanto), pude manejar un camión yo sola en la autopista interestatal I-10 West y bajé cajas y cargué muebles. ¡¡¡A mí no me hundes, mudanza!!!

Mi segunda noche de Luna llena fue mi primera noche en mi depa de Venice Beach. Acomodada y segura. Todo en perfecto orden. #win

Entonces lo importante aquí es reconocer que ya estás ciclada a una fase específica lunar y que depende de lo que vaya sucediendo en tu vida tu ovulación también se mueve y con eso puedes usar la energía lunar que hay disponible a tu favor en todas las actividades que haces. Por eso ovular es tan importante, porque sólo cuando nos permitimos vivir esta libertad femenina tenemos acceso a todas las herramientas y factores corporales y universales.

Y la pregunta aquí es ¿cómo le hago para acomodar todo de tal suerte que mis días de menstruación caigan en fases favorables para mi vida?

Tu menstruación no siempre va a caer en días o fases "favorables", aunque yo siempre parto de la base de que todo orden es perfecto y cada que tengo mi menstruación es cuando debo tenerla, si empiezas a llevar una vida que te permita menstruar como parte de tus múltiples actividades, tu sangrado va a encontrar su lugar y su espacio, tal cual me sucedió. El sangrado necesita silencio y descanso, un espacio donde ir hacia adentro es la prioridad.

Te lo pregunto al revés, ¿cómo le hago para que mi vida favorezca el periodo de mi menstruación? ¿Te imaginas un mundo donde todas las mujeres tuviéramos la oportunidad de descansar, de ir hacia adentro a integrar, de nutrirnos y amarnos sin culpa, sin temor y sin vergüenza? Yo me lo imagino, pero empieza por conocer nuestros propios ciclos. Hacernos un espacio consciente para menstruar es lo que yo considero una revolución libre, sin violencia.

La forma de crear una vida que sea favorable o en pro de tu ciclo menstrual es conociendo al cien por ciento tu ciclo actual. Conociendo cuándo menstrúas, cuánto tiempo, cada cuánto, cómo y qué sientes a nivel emocional, junto con todos los síntomas físicos es como se empieza este camino. Se lleva una bitácora menstrual que integre de a poquito el ciclo lunar y los arquetipos femeninos, ésa es la forma de lograrlo. No siempre puedes estar consciente de todas las fases y de todos los arquetipos, pero lo hermoso de esta energía sutil es que siempre estás conectada, lo creas o no, la energía lunar tiene un efecto en ti siempre, entonces lo único que se necesita es atención, observarlo y escribirlo en tu bitácora menstrual.

De la misma forma que planeas tus comidas semanales o tu agenda del trabajo o tus citas de mantenimiento físico puedes planear tu ciclo. Pero antes de querer "cambiarlo" hay que conocerlo como es ahorita tal cual, ése es el punto de partida. El ciclo es tan fascinante que si le das la oportunidad de que tome su rumbo te va a responder como tú quieras.

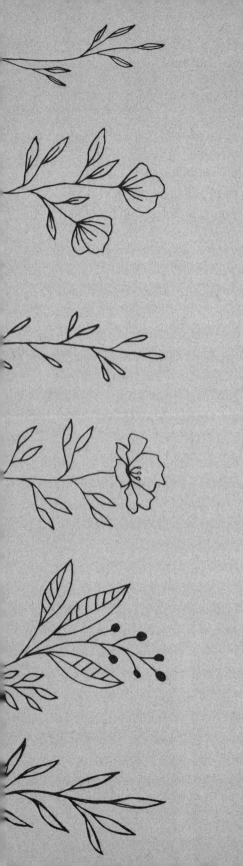

Bitácora menstrual

L levar un récord de tu día a día en cuanto a tu estado emocional y a las señales físicas que te va dando tu cuerpo es la práctica más sólida de autoconocimiento. Mi método para reconocer mi fertilidad se llama *método sintotérmico* y usa una fórmula que a base de datos de observación de moco cervicouterino, posición del cérvix y temperatura basal, comprueba tu ovulación. Es un gran método para dejar los anticonceptivos, planear un embarazo, evitar uno y prevenir enfermedades con respecto a tu fertilidad; tengo todo un apartado exclusivo sobre método sintotérmico más adelante. Pero ten clara una cosa: el método sintotérmico NO es el método de ritmo.

No necesitas conocer el método sintotérmico para llevar una bitácora menstrual, tus récords personales pueden verse así:

- Al despertar: ¿cuál es tu estado de ánimo?
- Durante el día: ¿alguna observación física? Nivel de dolor, si hubo una descarga vaginal, su descripción y niveles de energía.

◉ Antes de acostarte: ¿cuál es tu estado de ánimo?

Yo voy llevando esta info en mi cel durante el día, y en la noche la escribo en un recuadro en mi diario. Al cabo de hacer esto durante tres meses vas a poder notar cómo es tu ciclo, cuál es tu estado de ánimo durante cada fase y cuáles son las señales físicas que tu cuerpo te va mandando. Hay una app buenísima que se llama How We Feel, es gratuita, y te pregunta dos veces al día tu estado de ánimo, lo padre de esta app es que te da el vocabulario de tus emociones y las clasifica por niveles de energía. La mayoría de las personas no sabemos definir qué sentimos, por lo general creemos que estamos tristes, enojados o felices y usar esta app cambió radicalmente mi vocabulario alrededor de lo que siento. Ponerles nombre a nuestras emociones te permite entenderte mejor a ti y a los demás.

Es importante observar el ciclo durante todo el mes y no nada más cuando sangras. Si sólo conectas con tu ciclo mientras estás menstruando, te pierdes toda la película, es como si nada más vieras una escena, imposible de entender sin todo el contexto. Llevando una bitácora menstrual me di cuenta de que mi ciclo también cambia dependiendo de todo lo que pasa en mi vida, principalmente hay cosas que lo alteran, en específico las decisiones que tomo sobre mis consumos y mi descanso.

El ciclo se adapta de acuerdo con tu estado de ánimo y tu bienestar físico. Tu ovulación se adelanta o atrasa según lo que comiste, tu entorno, tu descanso y tu nutrición; tiene una relación intrínseca con tu sistema nervioso central que activa cualquier señal de sobrevivencia, entonces manejar tu estado de ánimo, tus niveles de cortisol (estrés), tu descanso y nutrición es lo que le ayuda al ciclo a expresarse de forma segura y expansiva, sin juicio y sin reproche de cómo se manifiesta.

El biorritmo femenino se comunica a través del campo sutil con el entorno y con todas las mujeres con las que convives. Es por eso que muchas veces si tienes hermanas o convives con un grupo sólido de mujeres donde la comunicación es armoniosa, tienden a tener ciclos parecidos. **El ciclo cambia, siempre está en movimiento. Si lo aprecias y entiendes, te sostiene. Si lo desprecias y no le das la oportunidad de conocerlo, se revela.**

Yo he movido mi ciclo a consciencia, he cambiado su duración, su intensidad, sanado sus malestares y hasta me he ciclado con todas mis compañeras de camerino en algún punto de mis temporadas teatrales. Tú también puedes, sólo hay que darse la oportunidad de conocerlo, y lo increíble es que ya lo estás haciendo, simplemente hay que observarlo.

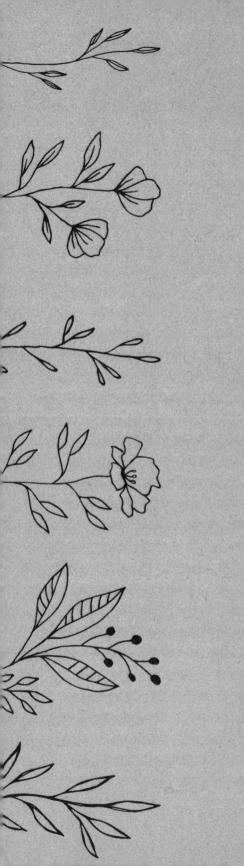

Siembra menstrual

L a siembra menstrual, lejos de ser un ritual avanzado, es una actividad intencionada. Es darle un significado a algo que ya haces de forma natural, que te puede ayudar a mejorar la relación que tienes contigo y a darte la oportunidad de conocerte. Tu ciclo está pasando todo el tiempo, y si te agarras de él, te sostendrá y ayudará a concretar lo que te propongas. El ciclo camina y no se detiene, trépate que te va a llevar con él aun cuando no estás consciente de que sigues avanzando.

La siembra menstrual es un ritual de pasaje mensual para plantar intenciones. Cada ciclo te da la oportunidad de hacer un rezo con tu sangre hacia la tierra. La sangre tiene muchas propiedades y enzimas que, de acuerdo con lo que intenciones y con la energía lunar, podrás ver reflejado en una plantita de manera física. Las cuatro intenciones eje que puedes sembrar con tu sangre son transmutación, creación/deseo, manifiesto y sanación.

Estas cuatro intenciones eje pueden tener muchas variantes de acuerdo con cómo te funcione. Los elementos que se necesitan para realizar el ritual de siembra menstrual son:

- 1 taza de agua
- 1 planta
- Sangre (del primer día)

Para recolectar tu sangre hay varios métodos: sangrado libre, copa menstrual, calzones menstruales o *pads* de tela. La sangre que obtienes de estos métodos se mezcla con una taza de agua. Si usas calzones o *pads* de tela, te recomiendo que sumerjas los calzones o el *pad* en agua caliente. Esta agua con sangre es la que usas para regar tu planta.

Cada vez que riegues tu planta con tu agua de siembra mantén la intención clara de lo que deseas dejar ir, lo que deseas crear, lo que deseas purgar o lo que deseas sanar, dependiendo del momento lunar en el que te encuentres.

No necesitas hacer una ceremonia o un megarritual de dos horas (o sí, cada quien 🐉), pero tener unos minutos para regresar a la tierra esta sangre que contiene información poderosa de tu linaje femenino es una forma de honrar a tu madre, que es la Tierra. El día que mueras, no importa lo que sea que hagan con tu cuerpo, regresarás a la tierra, a ella perteneces.

Mi siembra menstrual me toma diez minutos y se ve así: el primer día de mi Luna practico sangrado libre o uso copa menstrual para recolectar con facilidad, al cabo de tres horas y media la retiro y esa primera toma de sangre la mezclo con agua. Voy hacia mi plantita de menstruación (se llama Draca Cornelia, es una suculenta que parece un dragón), vacío el agua sobre su tierra e intenciono la siembra. Me toma sólo diez minutos y los resultados son impresionantes.

Draca Cornelia cambia dependiendo de mi intención, a veces le han salido unos hongos fluorescentes, otras se ha secado, otras ha crecido de manera exponencial y hasta ha dado flores, otras se mantiene muy firme, otras tantas muy suave, y de esta forma puedo ver reflejado en el comportamiento físico de esta planta cómo la intención de mi siembra informa a la misma. **El campo sutil activa lo que se está formando y liberando hasta que logra expresarse en el campo físico con lo que se manifestó en la planta al cabo de una semana.** La relación que tengo con mi planta es muy interesante, pues nos comunicamos de manera sutil, solamente por medio de la observación y de los pensamientos o mensajes que me llegan mientras veo cómo se comporta después de cada siembra. Siento que desde que hago siembra menstrual puedo entender un poco más los cambios internos que yo también integro cada mes en relación con mi plantita menstrual.

Las intenciones y cómo funcionan

Cada que siembres tu sangre necesitas estar clara sobre la intención detrás de este ritual. Cada que tienes tu menstruación hay una fase lunar y un arquetipo femenino que sostiene ese día en particular, por lo que los tipos de energía cambian. Si quieres tener esta info a la mano, te recomiendo que en tu bitácora menstrual añadas la fase lunar y su arquetipo, así cuando venga tu siembra ya lo tienes disponible.

Si siembras tu sangre en **Luna menguante** las energías que hay disponibles son la energía del otoño, la energía de la sacerdotisa y la energía del inicio de la hibernación.

Entre fases es el arquetipo de la energía chamánica.

Si siembras tu sangre en **Luna negra/nueva** las energías disponibles son la energía del invierno, la intuición, la sabiduría interna y la de la Madre Cósmica.

Entre fases es el arquetipo de la energía virgen.

Si siembras tu sangre en **Luna creciente** las energías disponibles son la energía del despertar de la primavera, inicios y la energía de la doncella.

Entre fases es el arquetipo de la energía amante.

Si siembras tu sangre en **Luna llena** las energías disponibles son la energía sensual del verano, la creación de vida, la manifestación física del campo sutil y la energía de la Madre Física.

Entre fases es el arquetipo de la energía madrona. La energía de la madrona es la energía de la purga, el desecho.

Mi primera siembra menstrual

La primera intención que sembré con mi ciclo menstrual fue aprender de mi ansiedad. Para contarles por qué, necesito comenzar con la anécdota de mi relación con un hombre al que llamaré Rick.

Rick era un hombre más grande que yo, tenía 35 años y yo 20 cuando lo conocí. Me llamaba mucho la atención cómo a un hombre "mayor" (🌀) podía parecerle tan difícil controlar sus emociones. Conocí a Rick en unos *dorms* de la universidad, me invitaba a ver pelis a su cuarto y a comer minibagels con cheddar. Sólo fui dos veces y ambas me la pasé increíble; él sabía mucho de cine y le gustaba imitar voces y acentos. Rick me hacía reír, era una buena persona y un verdadero desastre, tenía bríos de ser actor, pero también había dejado pasar el tiempo por ayudarle a su madre, y cuando ella murió fue que pudo empezar a vivir. Era como un *teenager* en el cuerpo de un hombre de 35. Me gustaba estar con él, íbamos a restaurantes etíopes y lo que más hacíamos era subirnos al metro y viajar por todas las líneas. Rick me enseñó a usar el metro de NY, específicamente la línea amarilla que te lleva a Astoria, Queens; me enseñó a escoger el vagón indicado para caminar menos, me llevó a comer el mejor baklava que he probado en mi vida y me regaló *bath bombs* de lavanda, cuando yo ni tina tenía. Rick fue la primera *date* que tuve en NY, y aunque no me interesaba de forma romántica, siendo ingenua pensé que podíamos ser amigos.

Rick era violento. Tenía mucha frustración por cómo era su vida, estaba completamente convencido de que "se le había pasado el tiempo" y "perder el tiempo" de cualquier manera le sacaba de quicio. Gritaba, golpeaba paredes y casi siempre traía lastimados los nudillos. Rick quería que fuera su novia, o por lo menos besarme alguna vez, pero me daba *eww* 🫤, me caía bien sólo como amigo 😬. Su olor es algo que al día de hoy recuerdo, una mezcla de pepinillos con sudor. Rick invirtió tiempo en mí y cuando no pude ser lo que él esperaba, nuestra relación que el imaginaba como romántica se convirtió en una muy tormentosa. Rick creyó que invertir tiempo "como amigos" era lo que compraba una relación romántica conmigo. Me esperaba afuera de mi *dorm*, me seguía, me compraba comida (que yo a su vez regalaba porque... ¡¡¡¡miedo!!!!), me escribía mails de amor, me tomaba fotos a escondidas, me llevaba flores, pero luego las cambiaba por flores marchitas, era superintenso. Un día le pedí que dejara de buscarme, viendo cómo era y cómo reaccionaba, trataba de que nuestras conversaciones tuvieran lugar en espacios públicos, así que pensé que la biblioteca de la escuela sería un buen sitio para evitar gritos. Cuando sugerí que dejáramos de vernos por un tiempo, Rick empezó a enloquecer hasta que me gritó horrible y me empujó violentamente contra un librero adentro de la biblioteca. Ésa fue la última vez que lo vi o que supe de él.

Rick decidió darse por vencido, no terminó el semestre, dejó la escuela y nunca más supe de él. Ésa es mi historia con Rick. Yo seguí mi vida, creo que lo olvidé por completo, lo enterré y de verdad que cuando supe que había desaparecido me vino genial desaparecerlo también de mi mundo. Pinche loco. Mi "relación" con Rick duró tres meses, y después de ocho años un día casual, caminando por la calle en el Upper West Side de Manhattan, volví a verlo. Él estaba comprando calabaza *butternut* en la banqueta, afuera de un mercado y me sostuvo la mirada, sin hablar. Yo me detuve y me quedé viéndolo fijamente. No sé por qué hice eso. Mientras lo veía pensaba: este tipo, que me empujó con todas sus fuerzas contra unos libros, ¿qué edad tendrá? 43 o 44, ¿seguirá oliendo a pepinillos? Rick dejó la calabaza y se metió al mercado. Yo me petrifiqué. No me moví. Me quedé ahí, en medio de la banqueta, y con el frío seco de New York en diciembre, me dio mi primer ataque de pánico.

Si nunca te ha dado un ataque de pánico, eres muy afortunada. Yo no sabía que a mí me podría pasar, hasta que me pasó. Los ataques de pánico se presentan de muchas formas físicas, pero en general es una sensación de falta de aire y literal sientes que se te va a detener el corazón. Yo he tenido alrededor de cinco y siempre se han presentado cuando hay un detonador del pasado de algo que no sané, no hablé, no acepté o simplemente decidí enterrar como un mecanismo de defensa para sobrevivir.

Un ataque de pánico es un episodio repentino de miedo intenso que provoca reacciones físicas graves cuando no existe ningún peligro real o causa aparente. Los ataques de pánico pueden provocar

mucho miedo. Cuando se presenta un ataque de pánico puedes sentir que estás perdiendo el control, que estás teniendo un ataque cardíaco o, incluso, que vas a morir. Muchas personas tienen sólo uno o dos ataques de pánico en toda su vida, y el problema quizás desaparece cuando se resuelve una situación estresante. Sin embargo, si tienes ataques de pánico inesperados y recurrentes, y pasas mucho tiempo con miedo constante de sufrir otro ataque, es probable que tengas una afección llamada "trastorno de pánico". A pesar de que los ataques de pánico en sí mismos no ponen en riesgo la vida, pueden provocar mucho miedo y afectar, de manera significativa, tu calidad de vida. (Mayo Clinic, 2022)

Busqué ayuda y supe que había tenido un ataque de pánico y que en general se disparaba en personas con altos niveles de ansiedad. No me reconocía hasta ese momento como una mujer ansiosa, pero si había tenido una experiencia así era muy probable que tuviera cuadros de ansiedad desconocidos. **Es por ello que la primera intención que sembré con mi ciclo menstrual fue aprender de mi ansiedad.** Sabía directa o indirectamente que había cosas que me causaban ansiedad, pero no reconocía con claridad todo aquello que me la provocaba. Me acuerdo de que hice un papelito con mi intención/rezo que decía: "Muéstrame todas las formas en las que tengo ansiedad". Este papelito lo doblé, lo puse debajo de una velita y sembré mi sangre en mi Draca Cornelia de aquel entonces. Esta siembra fue entre fases de Luna llena y Luna menguante, pues estaba convencida de que necesitaba energía de desecho, energía de purga (arquetipo madrona) para poder conocer y dejar ir todo aquello que me diera ansiedad.

Desde pequeña me chupo los dedos, digo *me chupo* porque sí, amiga, sí. Tengo 35 años y aún me chupo los dedos. Es mi calmante natural, la forma en la que me permito tranquilizarme. Mi dentista lo odia, mis padres, mis tíos, mi abuelito, tooodooos odian que me chupe el dedo, ya fui a terapia y no se me quita. El único que me permite chuparme los dedos sin juicio es mi esposo; seguro cree que es *weird*, pero me quiere mucho 🫶. Y es que antes, cuando menos lo esperaba, ya tenía los dedos en la boca, era algo inconsciente. Ahora, tengo un mejor manejo de esta herramienta. Cuando me hago consciente de que me quiero chupar los dedos, esta herramienta me ayuda a saber y a darme cuenta de que estoy ansiosa y que necesito tomarme un momento. Chuparme los dedos, lejos de darme vergüenza, me da amor. Yo decido cuánto tiempo lo hago, y si no puedo controlarlo quiere decir que hay algo muy importante que debo atender. Estos comecanismos físicos de cómo afrontamos y lidiamos con la ansiedad son una especie de barómetros porque son la única manera de darnos cuenta de que estamos teniendo un cuadro de ansiedad. Hay personas que se mueven mucho, se comen las uñas, se pellizcan los granitos de la cara, comen mucho, limpian toda su casa, recurren a usar drogas, tienen sexo loco, compran cosas, se bañan por horas, etcétera... La ansiedad es muy común. La forma en la que me doy cuenta de que estoy ansiosa es cuando me chupo mucho los dedos, cuando como mucho o cuando estoy limpiando de manera obsesivo-compulsiva como si fueran a venir los Obama. Cuando no se me presentan esas actividades quiere decir que llevo un tiempo bastante balanceado donde la ansiedad no me ha poseído.

Después de aquella primera siembra menstrual con la intención de conocer mi ansiedad, con el deseo de sanarla, vino un cuadro terrible de ansiedad. Recuerda que lo que yo intencioné fue: "Muéstrame todas las formas en las que tengo ansiedad", y es que en la escala de conocerme y de amarme tal cual soy necesitaba saber qué era todo lo que me la causaba y qué hacía o cómo reaccionaba ante eso de forma inconsciente. **Para poder sanar hay que mirar la herida, y descubrir por qué te duele. El dolor se sana a través de sí mismo. Sólo observando tu dolor íntimo puedes conocerlo y dejarlo ir.** Casi es como que el dolor nos está esperando para saludarnos y después irse. La ansiedad que vino a mi cuerpo después de esa semana es indescriptible, obvio me dio otro ataque de pánico y esta vez en serio pensé ir a emergencias.

La razón por la cual no enfrentamos o decidimos sanar eso que provoca que tengamos comecanismos de defensa es porque haciéndolos conscientes se muestran en su totalidad. Y esa totalidad es casi imposible de manejar si no tenemos las herramientas necesarias. A nadie le gusta ver que su mundo se destruye en pedazos, nos gusta sentir que tenemos un cierto tipo de autonomía y que no todo está perdido. En mi caso, perder el control y rendirme al caos fue lo único que me dio la oportunidad de construirme a consciencia y a detalle. Siento que la palabra *rendirse* tiene una connotación negativa en el colectivo porque está unida al "perdedor". Me gusta entender la palabra *rendición* como la entrega, el soltar la resistencia y permitir. Me entregué al caos, donde por primera vez tomé el lugar del conductor de mi vida. Fue algo muy extraño permitirme perder el control, ya que sólo perdiendo el control ganas honestidad personal.

Yo le entré así de frente, con tres herramientas si quieres, pero con unas ganas encabronadas de sanarme, y sigo aprendiendo. Quizá para ti tiene que ser más gradual y de a poco, pero lo que sí es una realidad es que el primer paso es una decisión personal, casi como un llamado. Sólo tú puedes empezar y sólo tú puedes decidir cuándo.

La mente es una máquina de categorización espectacular, la mente quiere *compartimentar* todo, quiere saber cómo, dónde y cuándo acomodar nuestras imágenes mentales y nuestros pensamientos para darle a todo un significado y un lugar, y sólo cuando me hice consciente de que no estaba a punto de morir en mi ataque de pánico, sino que lo que me estaba pasando era que todos esos sentimientos enterrados ahora estaban a flor de piel, fue que pude tranquilizarme en medio del terror. Tirada en un baño entendí que no tenía caso seguir controlándolos o sometiéndolos a no sentirlos y que justo eso era lo que me estaba llevando a la chingada... entonces me levanté, me limpié el delineador cual protagonista de mi peli y decidí sentir mis miedos de a poquito, a través de conocerlos; mi enfoque fue principalmente corporal, reconocer qué le pasó a mi cuerpo cuando sentí esas emociones/sentimientos. Se me ocurrió que quizá estaba tan identificada con ellos que dejarlos ir, dejar ir mi ansiedad, que dejara de interesarme "portarme bien" o "agradar a los demás" era morir, era despedirme de la Georgina *people pleaser* que había conocido por 28 años y dejar ser a una nueva persona, con herramientas para manejar su ansiedad y soltar el rencor y miedo que sentía por Rick. La forma en la que esta sanación se manifestó fue poniéndome al límite en situaciones ansiosas. Y es que entre más "practicara" estar dentro de una y no tener un *panic attack*, más iba a encontrar otra manera de enfrentar los momentos difíciles. Porque siempre van a existir momentos raros, incómodos, difíciles, extraansiosos en mi vida y en este mundo, pero también siempre depende de mí cómo los recibo, cómo protejo mi estado mental y qué hago con el abanico de emociones que esos momentos me provocan físicamente.

Ese año dejé NYC triste y con pánico, regresé a México a ver a mi mamá porque aún le quedaba una cirugía de oído después de su accidente, y en medio de todo ese caos estuve envuelta en un escándalo de medios masivos. Tuve mi tercer ataque de pánico en el baño de los camerinos del teatro Milán en el intermedio de una función de teatro, donde tenía literal 15 minutos para alistarme para el segundo acto. Y yo pidiendo "muéstrame todo lo que me genera ansiedad…" #FML. Empecé terapia y me sumergí en aprender una nueva práctica de yoga que se llama *shadow yoga*. Ha sido sin duda el año más transformador de mi vida. Los 12 meses que le siguieron a esa siembra estuvieron enfocados en la sanación de mi sistema nervioso central y mi cuerpo físico. Sembré la intención de sanar mi útero, y por ahí vinieron muchas manifestaciones de culpa y vergüenza alrededor de mi sexualidad. Sembré sanar mis riñones, y se manifestaron muchas infecciones, junto con el regreso de mi cistitis crónica y el ardor más intenso que he experimentado, al mismo tiempo se rompieron muchas relaciones personales que eran tóxicas para mí y que no sabía que me hacían daño. Cuando la cistitis se fue, también se fue un trozo de culpa por el simple hecho de existir. **Empecé a entender que cada inicio es caótico, reconocí el caos como un aliado y dejé de tenerle miedo.** ¿Te das cuenta de cómo todo empieza en dolor, en la sensación de incomodidad, en cambio o caos?

Cada siembra consciente trae un rezo y una manifestación física. Y fue ahí donde mi ciclo menstrual y yo nos fundimos en total complicidad y decidimos llenar nuestra ciclicidad de un balance perfecto entre dejar ir y aprender recibiendo. Todo lo que quiero entender lo filtro por medio del ciclo menstrual.

Al cabo de esos 12 meses algo en mi energía emergió. Entré a un nuevo momento de vitalidad. Regresé muy intensamente a mi práctica de yoga, me hice muy consciente de mis consumos y después de un módulo de *shadow yoga* en Sayulita, me volví vegana. Fue la primera vez que para mí tuvo sentido no ser parte de una cadena de violencia, y la voz interna me guio a dejar de consumir productos animales. Desde que no consumo productos de origen animal mi luz interna cambió para siempre. Con esta nueva decisión muchas cosas se sanaron, o se presentaron con una nueva mirada: lo más notorio fue el tono y textura de mi piel. Con respecto al ciclo menstrual, todos mis síntomas premenstruales se redujeron, puedo decir con certeza que mis dolores de cabeza típicos del periodo bajaron un 80% desde que no consumo lácteos, por ejemplo. Siempre había hecho "dietas" y éste fue el primer año que pude mantener un peso constante sin sufrir. El enamoramiento de este nuevo estilo de vida me permitió aprender mucho de nutrición, intentar recetas se volvió mi pasión y hobby favorito. Cocinar y el arte de responsabilizarme de mi nutrición hizo que mi relación con todo se volviera más silenciosa y mucho más receptiva.

La clave de la siembra menstrual radica en observar la manifestación física y la sensación sutil, sin una carga emocional, es decir, habitar la neutralidad. Así podemos ver lo que pasa, como un observador externo sin engancharnos, y justo ahí es cuando tienes la posibilidad de escoger brincar a la frecuencia del campo energético que está provocando la sanación. Así puedes dejar ir la frecuencia del campo energético de lo que se está liberando, que en la mayoría de los casos es un río emocional intenso.

Ésa es la clave.

En las siguientes siembras pedí que todo lo que tuviera mi nombre se manifestara. Y mi vida dio un giro de ciento ochenta grados. Cumplí 30, me casé, tuve la boda más abundante que ha visto el teatro musical mexicano, me quedé en trabajos que me hicieron expansiva, hice una telenovela, viajé por primera vez a París, compramos un departamento en la Ciudad de México en un barrio muy lindo. Todo esto fue con esfuerzo suave, esfuerzo constante del que no te mata, el esfuerzo que se da como parte de un *momentum* que no puedes parar. Estoy convencida de que fue a través del amor que vino de conectar con mi propio ciclo lo que me permitió ser sin culpa, donde pude conscientemente destruir para crear. Lo que mejor he aprendido es a amar todo antes de querer cambiarlo, eso hizo que se manifestara lo que tiene mi nombre.

No existe un cambio verdadero sin validación previa, no se puede cambiar algo que no se amó, pues dejar ir es el último acto de amor que queda al final de una despedida.

"Lo que es tuyo siempre te encuentra".

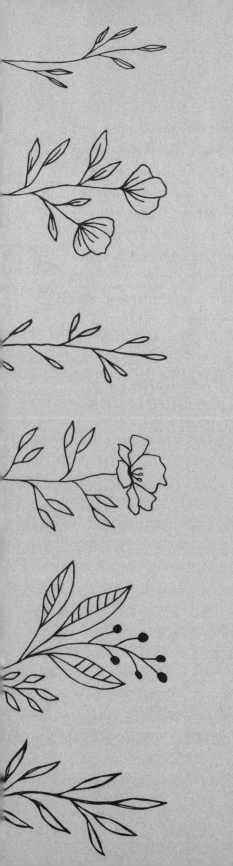

Métodos de recolección del sangrado

Para los días de tu Luna existen diferentes tipos de recolección, los más comunes son los tampones y las toallas sanitarias desechables. Esto es lo más fácil y "accesible" si eres privilegiada, pero también son los más nocivos para el planeta. Los productos de higiene femenina como toallas sanitarias y tampones desechables no son accesibles para muchas mujeres, 1 de cada 10 no puede pagar productos de higiene menstrual, incluidos copa y calzones menstruales. Una mujer pasa en promedio 3 000 días de su vida menstruando, es como para que, a estas alturas, *todas* tuviéramos más información, más educación y más recursos gubernamentales para asistir nuestra menstruación.

Los tampones y las toallas femeninas pertenecen a un negocio multibillonario, y aunque han dignificado la menstruación para muchas mujeres, lo cierto es que también se ha sectorizado, ya que tener acceso a estos productos está relacionado con el privilegio de poder pagarlos, claro, sin mencionar el impacto ambiental que genera su desecho y lo dañinos que son para la salud.

Las toallas y los tampones desechables pasan por un proceso químico para llegar a tener una máxima eficacia de absorción y un tejido blanquecino a la vista. Tienen unos compuestos orgánicos volátiles (COV) y ftalatos que son absorbidos por el cuerpo al tacto, especialmente en la zona vaginal que tiene membranas permeables y que permanecen en contacto por más de tres horas a temperaturas por arriba de los 38 °C. Si alguna vez has oído del síndrome del shock tóxico sabrás que es cuando dejas un tampón por más de cuatro horas en tu vagina, y se da por el contacto de estos químicos con tu cuerpo por tiempo prolongado. Es muy nocivo para tu salud, y más si lo haces diario con pantiprotectores y cada vez que tienes tu menstruación.

Lo que más recomiendo es cambiar a productos higiénicos que sean más sustentables y sin químicos. Si siempre has usado tampón o toalla sanitaria es muy probable que necesites un *detox* de estos químicos para poder empezar a observar un ciclo más sano. Es evidente que las grandes corporaciones que producen estos insumos quieren mantenerte adicta a ellos por su eficacia y porque así también hay una especie de control sobre cómo debe ser tu menstruación y cómo usando este tipo de productos puedes "olvidarte" de tener tu periodo y seguir con tu vida "normal". En realidad, justo eso es el problema de todo, comportarnos como si no estuviéramos menstruando ha perpetuado una desconexión con nuestro cuerpo y con los ciclos naturales de nuestro mundo. Menstruar es completamente normal; lo que no es normal es cómo lo hemos convertido en un tema tabú y en un aspecto de nuestra vida vergonzoso y sucio.

El método de recolección más sustentable es el sangrado libre, acompañado de *pads* de tela o calzones menstruales. Le sigue la copa y por último el aro, las toallas femeninas y/o tampones de algodón orgánico biodegradable sin plástico.

Mis recomendaciones son:

Pads de tela: hay unos ya hechos, los venden por internet en Amazon, Etsy, Mercado Libre, etcétera, por paquetes de 12 y duran alrededor de dos años lavándolos después de cada sangrado.

Copa menstrual: dura alrededor de dos años teniendo como base dos copas que puedes alternar. Se esterilizan en agua hirviendo después de cada uso, como los biberones de un bebé. La esterilización de la copa es necesaria para evitar infecciones vaginales. Mi marca favorita es Flex, la venden en cualquier farmacia americana y por internet o en mercados que vendan productos veganos. Otras marcas que recomiendo son Angelcup, Lunacup, DivaCup, JUNE, Lily Cup.

Aro/Disco menstrual: es un aro flexible que tiene una bolsita donde se aloja el flujo. Se inserta de la misma forma que la copa, doblado, y una vez adentro el aro se expande y permite que el fujo caiga sobre la bolsita. A mí no me funciona, no me acomoda, pero hay mujeres que juran que es mejor que la copa. Marcas: Cora, Flex y Lumma.

Toallas femeninas/tampones orgánicos biodegradables: tienen que ser de algodón orgánico, sin pesticidas, cloro ni fragancia, por lo general tienen un color amarillento y no duran tanto como las comunes que tienen gel absorbente y un recubrimiento de plástico. Éstas sólo son un conglomerado de algodón orgánico que dura y absorbe lo que puede. Los tampones son también de algodón o son una esponja que viene mojada que se inserta igual que un tampón normal. Honestamente, no recomiendo ninguno, siento que son una pérdida de tiempo, en realidad no funcionan. Para mí el hecho de traer un algodón mojado que mancha y que nada más absorbe 2% de mi flujo me parece un proceso torpe. Igual contaminan y la cantidad de algodón aglomerado que terminas usando equivale a más de seis toallas sanitarias desechables, sin mencionar que si te interesa hacer siembra menstrual, la sangre que recolectas es muy poca. He oído que hay mujeres que usan estos productos como el primer paso hacia algo más sustentable, así que te lo dejo aquí para que, si aún no te animas a probar la copa, sepas que existe esta alternativa. Marcas: Natracare, Joydivision, Soft Tampon. Ten cuidado con que la esponja que compres no sea la esponja anticonceptiva.

Calzones menstruales: esto es lo que *más recomiendo*. Si quieres intentar sangrado libre, estos serán tus mejores amigos. Si no te gusta ponerte tampones, insertarte copas o aros, prueba los calzones menstruales. Sirven igual que un *pad* común, su eficacia es increíble y no guardan olor, lo único es que los calzones menstruales de buena calidad son caros, pero considerando que no tienes que volver a comprar productos de higiene femenina, siento que se empareja la cosa. Recomiendo la marca Knix.

Lo que me sigue pareciendo inverosímil de todo esto es que a pesar de que TODAS las mujeres menstruamos, hoy por hoy ninguno de los productos de higiene menstrual está considerado como parte de la canasta básica. Unas toallas sanitarias no son equivalente al papel higiénico, no, pero... ¿por qué? Porque los productos de higiene femenina son considerados algo de "lujo". Existen 3 847 095 760 mujeres en el mundo en 2022. Representamos el 49.5%

de la población mundial, y aun así no está normalizada la menstruación sólo porque el otro 49.5% no menstrúa. Si los hombres menstruaran, estaríamos sobreestimuladas con información sobre menstruación. Existe un impuesto agregado a los productos de higiene femenina en muchos lugares del mundo, y menstruar, si bien no es considerado un "lujo" entre las mujeres, sí es un verdadero lujo que puedas pagar productos de higiene femenina.

En México, si una mujer gana 4 000 pesos mensuales, destina al menos 200 para higiene menstrual. Si consideras que las mujeres menstruamos alrededor de 40 años estamos hablando de 96 000 pesos aproximadamente a lo largo de la vida de esa mujer en toallas femeninas, tampones, copas, calzones si consiguió un descuentazo y jaboncitos. 5 000 dólares pagamos la mayoría de las mujeres del mundo en productos de higiene femenina. Así ya cambia la cosa ¿verdad? Es un negocio.

Una mujer usa en promedio al año 360 toallas/tampones. Esto contribuye a 2.6 toneladas de basura durante sus años menstruales, y este desecho tarda alrededor de 500 años en descomponerse. Vivimos alrededor de productos higiénicos usados en estado de descomposición de mujeres que vivieron hace 200 años y aún hay rastros de esos productos. Esa basura va al mar y a los tiraderos; la contaminación por pañales y toallas desechables nos supera. Si una mujer cambiara su forma de recolectar su menstruación estaríamos hablando de 2.6 toneladas menos de basura. ¡Imagínate si todas lo hiciéramos!

Menstruar con dignidad es tu derecho; tener acceso a información y recursos tristemente es un privilegio, es algo que tenemos que exigir, buscar por nuestros propios medios y, una vez que lo aprendamos, compartirlo con aquella mujer que aún no lo sabe. Pretender que no menstrúas adormeciendo tus síntomas con medicinas, consumiendo cada mes productos desechables que multiplican la desconexión con tu sangre y lastiman nuestro planeta, es ceder tu poder a una industria y una organización farmacéutica que, en su mayoría, está liderada por personas no menstruantes, y *esa actitud* sigue alimentando un negocio que no nos funciona a las personas menstruantes a nivel de salud, ni tampoco al medio ambiente y eso, querida amiga, es *nuestra responsabilidad*. Tu salud es tu responsabilidad, y cuidar el lugar donde vives también.

El sangrado libre

El sangrado libre es una práctica consciente de menstruar. Regresarte al origen y aprender a menstruar. Es escuchar a tu útero cuando necesita evacuar la menstruación y dejarla salir con libertad. Es así como se escucha: libre. Es permitir sangrar sin nada que recubra tus paredes vaginales, ni un tampón o una copa, y sin el contacto de algún algodón tratando de absorber como las toallas femeninas higiénicas.

Seguro estás pensando ¡¿qué?! ¡Me voy a manchar! Ah, sí, seguramente al principio, pero cuando lo practicas, tu cuerpo se entrena.

Es el mismo efecto que tiene tu cerebro cuando quieres hacer pipí, tu útero le manda la señal al cerebro y puedes ir al baño a evacuar tu purga menstrual. El problema es que la menstruación no se considera una *evacuación normal*, aún hay personas que creen que las mujeres menstruamos siete días sin parar como una llave abierta y eso ha obligado a "crear" diferentes recursos para eliminar ese "pesar", cuando en realidad nuestro cérvix permanece cerrado hasta que necesita expulsar y evacuar la sangre.

Si lleváramos años practicando sangrado libre, como lo hacemos con la pipí, seríamos unas expertas en conocer cómo nuestro útero se comunica con nosotras y entenderíamos la señal de evacuación.

Yo empecé por practicarlo el primer día de mi Luna, que es mi día más intenso, el mismo en que recolecto la sangre para mi siembra menstrual y lo práctico así: al primer encuentro de sangre, ya sea en papel o en la ropa interior, me cambio y me pongo calzones menstruales, porque recuerda que esto es una práctica y a veces lo logras y a veces no. De inmediato agendo que sea un día donde pueda estar en mi casa, de preferencia a solas, porque me gusta mucho hacer rituales menstruales; para mí es mi día favorito del mes, donde puedo estar conmigo. Me gusta tener mi propia energía contenida y es mi día de ir hacia dentro.

Dependiendo de la hora a la que te llegue el primer aviso de sangrado es que puedes empezar. Si te llegó en la noche, no te recomiendo practicar sangrado libre ese día, porque no te vas a levantar por el sueño. Es mejor practicarlo al día siguiente y de día, para que empieces a entender cognitivamente las señales físicas y sutiles de tu útero hacia tu cerebro y viceversa.

Este día tiene que ser un día suavecito, de descanso y de estar contigo. Aquí la actividad física juega en tu contra, porque si te pones a limpiar/acomodar/organizar o hacer tareas de tu casa, eso te va a "distraer" de lo que le está pasando a tu cuerpo. Tu cuerpo ha estado condicionado a "aguantarse" la menstruación con un tampón o a olvidarse de ella y dejar que la toalla femenina absorba cuando tenga que absorber. Cuando te das un día para menstruar con libertad puedes empezar a reconocer tus patrones de flujo y tus molestias menstruales verdaderas.

Yo lo practico el primer día, a la mínima señal de evacuación menstrual voy al baño, si hay orina no recolecto sangre y si sólo

hay flujo lo recolecto en un vaso de vidrio para mi siembra menstrual. Y así estoy todo el día, al pendiente de mi menstruación.

En cada flujo tengo la posibilidad de observar su color y su
textura, misma que me avisa del estado de salud de mi ciclo. Éstas
son mis sensaciones más recurrentes previas a una evacuación
menstrual: vientre bajo duro, hinchazón, dolor del lado opuesto del ovario que trabajó ese mes, dolor constante en la espalda
baja y una contracción que entra desde el ano hasta la columna
vertebral y que me hace ver el punto negro, tipo cuando te vas
a desmayar. Es una sensación de dolor intenso que se desvanece
en un instante. También durante mi primer día de Luna generalmente tengo heces blandas. Tener diarrea durante tu menstruación es común, sin embargo, no es lo óptimo; recuerda que esto
se arregla con alimentación específica previa y durante tu Luna.
Este día tomo mucho té de lavanda o de hinojo y eso me ayuda
a ir bastante al baño, la hidratación + la consciencia menstrual
hace que este día sea un éxito.

Casi no he tenido "accidentes" porque siempre me avisa, lo
que sí es que traer calzones menstruales contribuye a que me
sienta relajada y también secan el sangrado mini que queda después de una evacuación menstrual, por eso en la noche me voy
a dormir con calzones menstruales; desde que practico sangrado
libre la primera noche no evacuo sangre hasta la mañana. Me
di cuenta de que el sangrado libre ayuda a mi cuerpo a sacar lo
más que puede cuando se siente atendido y seguro. No sólo se
me acortó el ciclo, sino que también alivió mis menstruaciones
dolorosas.

Beneficios del sangrado libre

Un día de menstruación consciente es una celebración de tu soberanía femenina. Menstruar a consciencia es el acto de amor más sólido que te puedes dar cada mes. Sangrar libremente te conecta con tu ciclo de vida. Esa misma sangre es de donde vienes y por un ciclo igual a éste es que estás viva. Sangrar libremente a nivel físico le permite a tu cuerpo sentirse seguro de menstruar y que el velo emocional de las condiciones sociales sobre la existencia de la menstruación se desvanezca por un día, de manera que no sientes que menstruar es sucio, malo o vergonzoso. **Lo más importante en tu vida es tu estado emocional sobre todo lo que haces y lo que te pasa; cómo te sientes alrededor de tus propias experiencias es mucho más importante que la experiencia en sí.** Tu cuerpo ha estado condicionado física y emocionalmente a sentir pena, rechazo, dolor, angustia o temor alrededor de la menstruación. Cuando le permites sangrar, le permites ser. Y eso es lo que desencadena estos beneficios físicos:

- Menstruaciones más cortas.
- Menstruaciones menos dolorosas.
- Noches sin evacuación menstrual.
- Piso pélvico relajado.
- Dejar de sentir asco por tu sangre, por el contrario, empieza un camino de amor por ella.
- Reconocimiento de la posición de tu cérvix.
- Revelaciones físicas sobre síntomas menstruales personales (dolor de espalda, de senos, de piernas, cólicos,

contracciones, diarrea, estreñimiento, dolor de cabeza, cansancio, mareos, náusea, falta de apetito, entre otros).

- Aprender a menstruar a consciencia/conexión cerebro-útero. Cuando te haces un espacio para menstruar, el cuerpo encuentra la manera de comunicar las necesidades personales durante la fase de desecho.

Todas las mujeres podemos hacerlo, *todas*. Muchas no quieren porque están adoctrinadas por medio de la industria de higiene femenina y la sociedad patriarcal que las convence de que son incapaces de conseguir esta conexión con su cuerpo y les vende la idea de que, en efecto, necesitan usar "un pañal" en edad adulta, porque no pueden menstruar sin esa ayuda. No es nuestra culpa, nadie nos enseña a menstruar. Nos enseñan a escondernos, a tenerle asco y miedo a nuestra sangre y a tapar los síntomas, para someternos a un sistema que no reconoce nuestra ciclicidad, entonces no te juzgo si tú crees que no puedes. No es tu culpa. Las que se dan la oportunidad de intentarlo por lo menos una vez descubren que el sangrado libre es una verdadera revelación de sintonía femenina como no hay otra.

Date la oportunidad de aprender a menstruar. Practicar menstruar libremente es aprender a menstruar a consciencia. Reconocer, aceptar y celebrar todas tus fases son las bases del famoso término *mindful menstruation* o menstruación consciente, que consiste en permitirte vivir un ciclo menstrual desde un lugar receptivo donde la comunicación y sensación del útero, corazón y cerebro son respetadas, analizadas, entendidas y celebradas. Una menstruación consciente es tu herramienta de amor propio, un amor propio maduro.

Nuestra revolución libre.

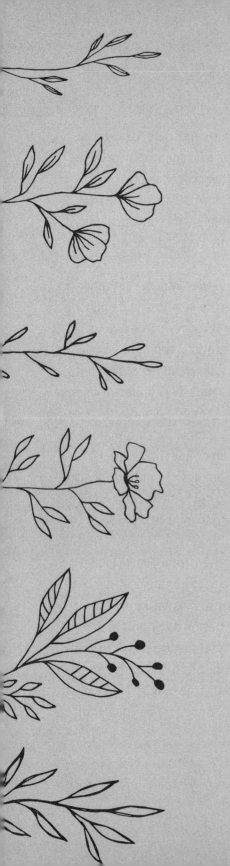

Placer, dolor (y cistitis)

Era martes, habíamos salido de la preparatoria temprano porque exentamos materias. Mi novio, al cual llamaré Cometa, me había acompañado todos los días a mi casa siguiéndome en su Chevy dorado porque yo llevaba una semana estrenando un Peugeot rojo 2003 estándar que mi papá me acababa de adelantar de cumpleaños 17. Cometa era un guapo de 17 años igual que yo, tenía una sensibilidad muy peculiar y le fascinaba verme. La mirada de Cometa puesta en mí reflejaba mi propio existir, ningún hombre antes me había sostenido la mirada así, es más, nadie que no fueran mis papás me había visto así con tanta admiración y amor desbordado. Cometa tenía una mirada bonita, sin miedo, con sonrisa de lado, bailaba deli, tenía un cuerpo delgado, hermosamente marcado, imitaba la voz de Luis Miguel al cantar y olía a Carolina Herrera 212, un aroma a pepino recién cortado. También fumaba y daba los besos más laaaaaaargos de la historia. Era muy tierno y muy exagerado, su barba siempre estaba afeitada y estoy segura de que se pasaba la pistola en el cabello. En invierno usaba cuello de tortuga abajo del uniforme y siempre me sonreía; Cometa reía poco pero escuchaba de verdad; le gustaba organizar planes o fiestas y su onda era ser anfitrión. Cometa fue mi primer novio oficial, el novio al que presenté con mis papás y yo conocí a los suyos.

Ese martes Cometa estaba estresado porque, aunque llevábamos semanas hablando de perder nuestra virginidad, todo es *ji, ji, ji, ja, ja, ja,* hasta que tienes que enseñar tus carnes, y como dice Nike: *Just do it.* Yo, por mi parte, ¡estaba bastante relax!, pues en mi mente *teenager* pensaba que todos los hombres saben "hacerlo", *ja, ja, ja* y así como Cometa me enseñó a meterme al Viaducto con mi nuevo coche, igual me lo iba a enseñar y ¡ya, hombre!, no es para tanto.

Todo empezó muy bien, con besos laaaaargos hasta llegar a la parte de quitarnos la ropa, donde preferimos saltárnosla porque, pues bastante estrés tenía Cometa como para todavía obligarlo a mostrarme sus cueros, y a mí, con inseguridades por mi cuerpo, me vino genial y me relajé más aún hasta que... vi el pene.

Ya había sentido el pene, ya había tocado el pene, pero verlo... fue otra cosa. Nunca había visto un pene amigo. Sólo había visto penes desconocidos en porno de secundaria con mis amigas y en alguna foto quizá en clase de anatomía... pero pene amigo, en vivo... nunca. Me descompensé, se me bajó la presión *ja, ja, ja.* Cometa tiene hasta este día el segundo lugar del pene amigo más grande que he visto en vivo.

Dos cosas me tensaron:

1) Todos los penes que había visto en pelis o en foto habían sido penes adultos, yo consideraba que Cometa todavía no era adulto y tuve miedo de que le creciera más en el futuro (yo pienso estas cosas).

2) No creí que este pene amigo pudiera entrar en mi vagina.

Cometa vio mi cara (te recuerdo que lo que más le gustaba hacer era verme) y me tenía estudiada, ¡el cabrón! Estábamos en la sala de casa de mis papás con nuestro uniforme desarreglado haciendo un homenaje al terror compartido, Cometa estaba seguro de lo que tenía que pasar, pero al ver mis ojos supo que era muy probable que ese día, como lo habíamos "planeado", no sucedería. Lo intentamos cinco veces en diferentes ocasiones y hasta la quinta pudimos lograrlo. Fue una combinación de dolor con placer, con orgullo, con amor, con ternura y con mucha emoción. Perder mi virginidad con Cometa ha sido uno de los *highlights* de mi vida.

La felicidad de haber logrado perderla después de cinco intentos en separadas ocasiones y lo difícil que fue física, pero más logísticamente, acomodarlo, fue sucumbida de inmediato por una culpa inexorable. La culpa de haberlo hecho en casa de mis papás, la culpa de haberlo hecho sin "permiso", la culpa y el miedo al castigo religioso por el mandamiento "No fornicarás", la culpa de sentir que les había fallado a mis padres por mentirles y el pánico de estar embarazada, porque obvio todas creemos que si lo haces una vez ya estás embarazada. Miedo y culpa embargaron mi vida.

Siento que muchas de las inseguridades que adquirí respecto a mi cuerpo se formaron desde la infancia y se reforzaron en la adolescencia. Creo que la primera vez que me vi la vagina de frente en un espejo, cuando por primera vez vi su color real, la forma de mis labios, el tono de mi clítoris y mi entrada vaginal, tenía 19 años. Porfa, obsérvate la vagina, es la única forma de ver si hay cambios físicos en ella que debas atender. La manera más sencilla de observarla es con un espejo de mano sentada en el piso y con las piernas abiertas.

Creer que estás embarazada después de perder la virginidad es algo que, te aseguro, el 99% de las mujeres experimenta, porque hay una desinformación, desconexión corporal y falta de educación sobre cómo funciona realmente el ciclo menstrual. Pero el "terror" y "culpa" que se vive por tener relaciones sexuales viene infundido por un sistema opresor; en la mayoría de las culturas se celebra que los hombres pierdan su virginidad y, por el contrario, se condena a las mujeres cuando se sabe que la perdieron, disminuyendo su "valor" en términos de moral. Es más, decir "perder la virginidad" propone que "virgen" es o era mejor o peor, dependiendo del género que seas y no lo propone como un ritual de pasaje equitativo. Se entiende, se "acepta" y se perdona que un hombre pueda tener relaciones sexuales fuera de un compromiso, pero se juzga, etiqueta y no se le "perdona" a una mujer por hacerlo también. Se le dice "hombre" a un hombre que tiene muchas relaciones sexuales y se le dice "puta" a una mujer en las mismas condiciones. Por eso me parece importante contártelo de una vez, porque esta situación basada en la culpa y el miedo creció en mi vida hasta convertirse en algo mucho más incómodo y perjudicial, que dio paso a lo que sucedió poco después.

Desde que perdí mi virginidad o, mejor dicho, desde que comencé una vida sexual activa con el gran Cometa, he tenido cistitis. Cada que tuve relaciones sexuales de los 17 años a los 30 tuve cistitis o un cuadro de infección de algún tipo y hasta que me casé no había experimentado tener un acto sexual sin la condena del castigo a posteriori. ¿Ubicas eso? El terror de tener cualquier encuentro sexual por la cistitis. Obvio fui al doctor, ¡obvio! Me tomé todos los antibióticos que hay para aliviar infecciones de vías urinarias, todo el jugo de arándanos y el agua de naranja que pude. Me recetaron pastillas que me cambiaron el pH y color de la orina, me tomaba una pastilla antes de tener relaciones sexuales, tomaba otra pastilla después de las relaciones que actuaba como un antibacterial. Me hice pruebas para ver si era alérgica al látex de los condones, hacía pipí después del sexo, me lavaba la vulva en bidets también después y finalmente me hicieron un estudio loco del funcionamiento de mis riñones y la entrada de la uretra. Nada. No dieron con nada, la cistitis seguía.

Me acuerdo que en ese tiempo iba al ginecólogo de mi mamá y en el consultorio le grité horrible al doctor: "¿¡Me estás diciendo que sangraré cada mes por 40 años y que nunca voy a poder tener relaciones sexuales sin cistitis!?". A este doctor le puse Pelos de Elote y Pingüica porque me recomendó este té de POR VIDAAAAAAAAAA. Sirve, pero igual te vuelve a dar, la cistitis no desaparece a menos que realmente trates todas las aristas emocionales y físicas de esta infección. Pelos de Elote y Pingüica estaba tan desesperado como yo, tuvimos un *bad break up* cuando me recomendó unas pastillas anticonceptivas que se llaman Yasmín y me puse como la Tetanic, sólo que con cistitis. Todo mal. Ésa fue la única vez que tomé anticonceptivos, tenía 18 años. Cometa también estaba sacado de onda, ¿de verdad tan mal habían estado nuestras primeras cinco veces que evitaba a toda costa tener relaciones con él?

Y creo que en parte ahí empezó mi deterioro en esa relación. No sabía cómo decirle a Cometa lo que me pasaba, pues en realidad ni yo lo entendía. Me obligué a tener relaciones por agradarlo y para que no se sintiera mal, aunque yo tuviera miedo. Empecé a aislarme, nunca le pude decir, pues en mi ignorancia estaba convencida de que también era su culpa. Nunca había tenido cistitis hasta que tuvimos relaciones, si ya me había tomado los antibióticos, entonces a lo mejor él era el problema. Pobre Cometa, lo destruí. Supe que ya nunca íbamos a ser lo mismo cuando dejó de mirarme y dentro de la misma frustración "se quitaba lo virgen" con mi cuerpo. Nos perdimos.

Ningún ginecólogo le ha dado a mi cistitis y nadie ha tomado en consideración la culpa. Y cómo la culpa somete a mi cuerpo a un estado de "castigo". Si siento culpa o miedo en el acto sexual, me da cistitis. Las *itis* son inflamaciones del cuerpo y en su punto más sutil representan "ira". La misma furia con la que estuve sometida en mi vida social, religiosa y familiar es la misma furia que me provocan mis cuadros de cistitis. La cistitis se convierte en una especie de válvula de escape para que pueda sacar por medio de ese dolor tan intenso la represión que vivo.

No tuve las agallas para decirles a mis papás de frente lo que me estaba pasando, sólo recurría a ellos cuando tenía cistitis para ir al doctor, pero nunca se me ocurrió que decirles pudiera haber abierto un camino de "no culpa" y, al igual que con Cometa, no encontré el valor y lo viví a solas. Ninguna de mis amigas que ya eran sexualmente activas desde los 15 tenía este problema. Me daba pena, culpa, miedo y muchísimo dolor.

Mi vida sexual ha estado acompañada de dolor. Nunca he tenido un momento sexual donde la posibilidad de que me dé cistitis no pase por mi cabeza, y siempre sostengo la tensión de ambos opuestos: libertad y miedo. Entonces amo/odio tener relaciones sexuales. Cuando he oído a otras mujeres hablar de experiencias sexuales fuera de serie o de un disfrutar intenso, secretamente las envidio porque yo en mi vida no he podido disfrutar nada al cien sin pensar que eventualmente algo malo va a suceder. Y en mis años de terapia, una terapeuta humanista Gestalt me hizo notar que los conceptos de dolor y placer los tenía al revés. Lo que es placentero es doloroso y lo que es doloroso es placentero. La conexión que tengo con el dolor y con el placer está intrínsecamente conectada a mi estado emocional, y la represión de estos dos es lo que provoca que mi umbral del dolor sea alto, y se convierta así en placer. Para mí sentir dolor es en teoría placentero, porque castigarme, preocuparme y enfermarme es la forma en la que me permito "sentir". Si estoy enferma de cistitis es *normal* gritar de dolor. Es *normal* llorar. Es *normal* pedir ayuda. Es *normal* expresar lo que me pasa. Entonces la cistitis es mi espacio "normal" para permitirme sentir. *Esto NO ES NORMAL.*

Cuando repites actitudes así, tu cerebro cambia y tu cuerpo recibe una composición química a la cual te vuelves adicta. El cuerpo buscará mantener esa composición todo el tiempo, por eso hay personas que son adictas a enojarse, a estar ansiosos, al caos, a la melancolía, a la tristeza, porque de una manera muy compleja sienten placer. Son adictos a esa composición química de su cerebro y cuerpo. Esto lo puedes buscar y entender más a profundidad si lees el contenido del doctor Joe Dispenza.

El cuerpo necesita sacar las emociones y buscará maneras inexplicables de hacerlo. A veces serán sutiles y otras tantas se somatizarán en enfermedad para que pueda autorregularse. El cuerpo es una máquina inteligente de autorrenovación, y cuando creemos que la mente sabe más que el cuerpo, éste se revela.

He practicado tanto esa válvula de escape de frustración en forma de cistitis que de verdad a veces se activa con tan sólo pensarlo. Si nunca te ha dado cistitis eres afortunada, yo no le deseo ese dolor a nadie; es el ardor más intenso que he sentido, al grado de llevarme al límite y arrancarme las unas en el baño tratando de hacer pipí. Es terrorífico.

La razón por la cual aboqué mis últimos siete años de estudio al ciclo menstrual es porque estoy convencida de que hay otras maneras de darle la bienvenida al dolor para dejar de reprimir mis estados emocionales, para no huir de él y más bien aprender a sentir. Aprender a sentir culpa, sin juicio. Aprender a sentir pena, sin juicio. Aprender a sentir ira, sin juicio. Permitirme sentir en neutralidad, sin habitar o identificarme con ninguna de las emociones. Creo que me identificaba con la emoción de pena y dolor con respecto a mi menstruación. No es que odiara menstruar, en sí la sangre y lidiar con ella no me parecía difícil, mi terror era el dolor que acompañaba mi periodo.

Todavía voy a terapia y todavía me da cistitis, pero ya no tan seguido. Cuando me casé muchas cosas se acomodaron, en parte porque mi esposo es la única persona que se ha tomado el tiempo de entender qué es lo que me pasa y me ha ayudado a relajar mi mente para poder sentirme segura. Y lo más importante es que auténticamente creo que dejé de sentir culpa por tener relaciones sexuales fuera del matrimonio. Ya sé que suena megaarcaico lo que estoy diciendo y que parece del siglo pasado, pero los valores religiosos están muy clavados en mi psique, por lo que casarme me dio la oportunidad de ver que siempre acciono o no desde un lugar de miedo o culpa. Y ésa no es una forma de vivir expansivamente.

Ya no tengo miedo de tener relaciones sexuales, pero sigo con miedo de que me lastimen. Sólo cuando me he abierto a sentir durante el sexo y no pensar es cuando he logrado disfrutarlo. Perder el control me da miedo. La paradoja es que el dolor me quita el miedo, no pueden coexistir. Si tengo dolor no hay espacio mental para el miedo, la resistencia al dolor provoca más miedo y cuando entendí esto decidí que sería a través de conocer mi dolor conscientemente lo que me ayudaría a vencer el miedo constante.

Cometa, te amé.

Dolor menstrual y su significado

T odo es pasajero, absolutamente todo. Nada permanece para siempre. Todo pasa.

El dolor durante tu ciclo es algo normal y pasajero. Me gusta comparar el malestar general menstrual con la comezón: la siento con intensidad, me rasco y ¡listo! Así, cuando siento dolor menstrual, le doy atención y pasa. Si el dolor permanece intenso por más de 30 minutos y no sientes alivio, hay algo que atender y es mejor ir a revisarte, pero si sólo es intenso por un momento y después se va, o si lo que sientes es malestar general durante tu periodo, tranquila, es normal. Tu cuerpo está desprendiendo toda la "preparación" que hubo ante la posibilidad de engendrar vida.

Estamos tan acostumbradas a no ver el dolor como parte normal y necesaria de nuestra vida, que cuando se presenta de forma natural, huimos, como si huir nos evitara sentirlo. **Sentir dolor es parte de vivir**. Si practicáramos sentir nuestro dolor menstrual y dejáramos que se exprese como es, tendríamos más experiencia en dejarnos sentir nuestro cuerpo que en alejarnos del mismo. Hacernos expertas en no sentir dolor menstrual en vez de expertas en saber cómo somos cuando lo sentimos y qué necesitamos ceder para dejarlo ir ha sido una de las formas más fáciles de ceder nuestra energía sanadora. Tú eres tu propio sanador y tu propio gurú, pero si no te permites sentir, es imposible que tu sanadora interna se encienda.

El dolor menstrual es una llamada de atención infalible, convoca a que todos tus sentidos se enfoquen intensamente a una parte específica de tu cuerpo, ya que sirve como un mecanismo de consciencia física, y así es como tu cuerpo se comunica contigo cuando necesita tu total atención. Antes de tomarte miles de pastillas o remedios caseros para evitar el dolor menstrual observa y describe con exactitud qué te duele, dónde te duele y cómo te duele.

Cuando puedes describir con exactitud cómo es y en dónde te duele, es muy probable que las decisiones que tomes para aliviar el dolor sean asertivas. Observa cómo escribí: "Aliviar el dolor", mas no quitarlo. El dolor menstrual se va a su tiempo cuando la transformación ha sucedido, y generalmente eso incluye que pares por completo, que haya descanso, que conectes con tu "ahora" y te permitas "no hacer" más que simplemente existir. Tu cuerpo sabe, y se está autorregulando a cada instante.

El dolor menstrual que paraliza tu cuerpo es el dolor que enseña descanso. El dolor menstrual que genera escalofríos es el dolor que enseña balance. El dolor menstrual que genera desguance corporal es el dolor que enseña fuerza. En el mundo de las dualidades es importante observar qué te pasa en tu momento bajo, para tomar buenas decisiones durante todo tu ciclo con vísperas a que tu periodo menstrual sea una época de darte atención, cuidado y nutrición.

Si el malestar que sientes durante tu periodo menstrual te imposibilita y/o te incapacita para vivir tal vez quiera decir que hay un déficit de nutrientes en tu cuerpo. Recuerda que tu cuerpo está capacitado para sangrar cada ciclo, pero requiere que el camino hacia el sangrado sea acompañado de una buena alimentación que nutra tu cuerpo y tu mente. Si te doblas de dolor físico que no cede es muy probable que estés experimentando un grito de auxilio y que presentes ovarios poliquísticos, endometriosis, enfermedades de transmisión sexual, infecciones vaginales, etcétera. Es importante que te hagas el papanicolau cada seis meses o cada año para saber cómo está tu aparato reproductivo. **Tu ciclo menstrual es tu brújula de salud más fiel.** Cada que haya una alteración en tu ciclo o en sus efectos físicos hay información muy poderosa de tu estado de salud, por eso es importantísimo que conozcas tu dolor normal antes de automedicarte.

Aunque tengamos ciclos regulares y nuestro papanicolau salga en perfectas condiciones muchas veces no sabemos qué es lo que en realidad está pasando en nuestro cuerpo durante cada fase, en específico durante el periodo menstrual, y la narrativa que usamos para describirlo puede exacerbar el dolor, nublar el pensamiento y caer en un vórtice de desempoderamiento. Algo que quizás necesitaba sólo una siesta de 15 minutos se puede convertir en una tarde de completo terror por ir en contra de tu propia ciclicidad. Esa siesta pudo haberte evitado la intensidad de esa migraña menstrual del terror, ya que la migraña no da de un momento a otro, empieza con un ligero dolor de cabeza que si se atiende puede ceder en breve. El problema es que no le damos su lugar al dolor, no le damos la bienvenida, lo queremos eliminar antes de entender qué es lo que necesita el cuerpo y qué está tratando de comunicarnos. **En la escala de prioridades, el dolor físico no es importante, sin embargo, es la manera en la que el cuerpo termina gritándote que necesita tu atención.**

Durante tu Luna lo mejor que puedes hacer es descansar, tomarte esos dos primeros días completamente libres de hacer cualquier actividad impuesta por algo externo a ti. Es complicado porque el sistema social no reconoce la ciclicidad femenina, pero tú sí la reconoces y eso es tu derecho, también tu responsabilidad. El cambio empieza en cómo tú lo haces por ti y por tu ciclo. Es una realidad que no le vas a decir a tu jefe: "Mire, jefe, estoy por terminar mi fase lútea, así que esta entrega... ¡olvídela!", *ja, ja, ja*, estaría deli. Lo que sí puedes hacer es organizarte mejor en el trabajo para no dejar todo hasta fin de mes, y ser consciente de que, si tus compromisos laborales se salen de la correlación con tu ciclo, existen formas de autorregular tu estado emocional con la ayuda de movimiento, descanso y nutrición. Dormir bien y comer de acuerdo con tus fases es lo que te permite vivir un ciclo expansivo. Si empiezas a hacer pequeños ajustes, el ciclo responde y de a poco se va acomodando de tal suerte que tu menstruación cae en días más tranquilos.

Estoy segura de que aquí hay lectoras que son mujeres líderes, emprendedoras, con negocios exitosos o que trabajan para jefas mujeres, y también estoy segura de que se puede empezar a encontrar una forma más integrada de trabajar entre mujeres. El mejor líder es aquel que sostiene con gracia la tensión de los opuestos: vulnerabilidad y resiliencia. Entender tu ciclo y vivirlo así te convierte en la líder activa de tu vida. El cambio empieza cuando tú no te obligas a ir en contra de tu ciclo. Tu trabajo NO es tu vida. Tu trabajo es algo que haces, y lo que haces no define quién eres. Es tiempo de entender que nuestra vida personal fuera del trabajo debería ser nuestro verdadero *dream job* dejando a nuestro trabajo como el *side hustle*. Trabajamos durísimo para darnos una vida mejor, entonces sería justo que esa vida por la cual trabajamos todos los días fuera nuestra prioridad. Tendríamos que ser unas profesionales de vivir personalmente en armonía. Nuestra vida personal es más grande que lo que hacemos para ganar dinero, y si algo te llevas de este libro ojalá sea esto: **Tú NO eres lo que haces. Identificarte con tu trabajo sólo trae decepción. Tener miedo a perderlo y matarte por conservarlo sólo trae enfermedad. Creer que sin tu trabajo no vales es una trampa. Tú eres la fuente, el trabajo no. Si tú no lo hicieras, el trabajo en sí no existiría. Tú eres la fuente y para que esta fuente dé a raudales se necesita salud. Ir a favor de tu ciclo es preservar tu estado de salud por el resto de tu tiempo en esta vida.**

Entenderlo significaría que todas las mujeres líderes integrarían su ciclo a todos sus proyectos y a sus compromisos laborales, y eso sí haría una pinche revolución del sistema. Cuando le das la bienvenida a tu ciclo estás yendo a favor de ti. Cuando tu ciclo es tu *rain check* de amor propio, amas a todas las que nos cuesta trabajo decirlo. Tu ciclo caerá en tus días laborales, pero al estar consciente de tu cuerpo y de lo que necesitas durante tu menstruación podrás crear un día laboral que sea apto para ti. Y si eres de las afortunadas que trabajas desde casa o que llevas negocios personales, sé la jefa que te hubiera gustado tener y date tu primer día de menstruación libre.

Si tú crees que no puedes cambiar las reglas porque ya están escritas... he de decirte que esto es una FALSA CREENCIA.

Tu vulnerabilidad es tu poder más grande. Cuando he pedido ayuda, cuando he comunicado que físicamente no me siento bien para realizar tal o cual actividad, he cambiado la forma en la que los demás se comunican conmigo. Cuando le he dicho a otra mujer que estoy menstruando o que por eso no puedo hacer tal o cual cosa, he abierto un camino de amor con esa mujer para permitirle a ella también decir no cuando menstrúa. Y no hay nada más amoroso que puedas hacer por otra mujer que entenderla y amarla mientras está menstruando. Si un hombre condena que no puedas hacer actividades durante la menstruación, ese hombre no entiende la conexión de su propia divinidad, no ubica que tu menstruación es igual a la de su propia madre, y que él proviene de un ciclo como éste; si no es consciente de ello, amiga, esto es una *red flag* absoluta. Ese hombre necesita educación y amor, pero en mi experiencia cuando hablas de menstruación con hombres que presentan mucha resistencia es mejor no hablar, sino más bien actuar, predicar con el ejemplo. Si una mujer condena que pares por completo cuando estás menstruando, es una mujer inmersa en un sistema patriarcal que a ella misma no le permite observarse como un ser creativo sino como un ser productivo. Un ser productivo sin creatividad es insostenible. Esa mujer necesita mucho amor y entendimiento, pero ésa no es tu responsabilidad. Tu responsabilidad es abrir la conversación para que se te respete, y como un derivado verás en dónde está parado tu círculo social, laboral y familiar con respecto al ciclo menstrual.

Cuando he acomodado mis actividades de tal suerte que mi menstruación caiga en días libres intencionadamente planeados, he cambiado las reglas. He creado un sistema que me permite dar cuando puedo dar y recibir cuando necesito recibir. El privilegio radica en usar lo que tienes (tiempo) para acomodarlo a tu favor.

Y la clave es darle la bienvenida al dolor menstrual como un invitado en cada periodo. Me gusta brindarle la opción de enseñarme lo que me tenga que enseñar y de usarlo como un puente de conexión física con mi cuerpo. Gracias al dolor empecé prácticas sólidas de amor corporal como baños alquímicos, que ahora hago religiosamente cada mes. Otra práctica que el dolor me enseñó fue el movimiento corporal asistido y el masaje con aceites, mismos que sigo practicando cada mes como una celebración de mi salud y mi estado físico. El dolor también me llevó a experimentar diferentes terapias alternativas como *breathwork*, sumergirme en agua con hielos, acupuntura, *tapping*, hierbas sanadoras y yoga restaurativo.

De todas estas prácticas lo más interesante ha sido observar los niveles de dolor que me acompañan cada mes, y es increíble leer en mi diario personal de menstruación/bitácora menstrual que antes de darle la bienvenida al dolor lo que experimentaba era una sensación insoportable, pero al cabo de varios años de honrar mi ciclo me doy cuenta de que lo único que mi cuerpo quería era atención y amor: quería el bañito caliente y el masajito con aceite, moverse para sentir rico y descansar. El dolor era sólo la entrada a esta ceremonia mensual de amor. Mi cuerpo requiere mi atención total una vez al mes, como un bebé quiere a su mamá. ¿Por qué no habría de dársela?

Receta de baño alquímico
(ésta es la que más me ha ayudado durante mi menstruación)

- 1/2 taza de sal Epsom/sulfato de magnesio heptahidratado
- 20 hojas de laurel
- 5 tallos de ruda macho (no la uses si estás embarazada)
- flores de caléndula
- 22 gotas de aceite de lavanda
- 33 gotas de aceite ylang ylang

SI TIENES TINA

Pon cada ingrediente poco a poco en la tina con agua caliente. Es importante que desde que la estás preparando te permitas percibir y agradecer el aroma 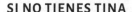 de cada una de estas plantas; la medicina que tienen es muy poderosa y se activa por medio del sistema límbico, que consiste en un grupo de estructuras cerebrales que dictan emociones y comportamientos corporales. Cuando el sistema límbico percibe los aromas, activa y relaja tu sistema nervioso central. A mí me gusta pasarme un cepillo de cerdas naturales por todo el cuerpo para activar mi circulación antes de meterme a la tina. Una vez adentro, sumerjo mi cuerpo arriba de mis hombros y cierro los ojos para permitirme recibir este té físico.

SI NO TIENES TINA

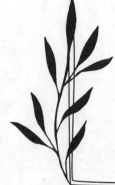

Puedes amarrar la ruda, la caléndula y el laurel en un ramito en tu regadera. Permite que el aroma de las plantas inunde tus sentidos y el agua limpie tu cuerpo. Los demás ingredientes los puedes poner en una vasija que no sea de plástico y mete los pies. Pon sólo la mitad de los aceites esenciales de la lavanda y del ylang ylang. Los beneficios son los mismos.

Las bondades que tienen estas plantas son las siguientes:

Laurel: sus propiedades físicas promueven la relajación muscular, controlan la ansiedad, ya que bajan los niveles de cortisol, favorecen la eliminación de líquidos y con esto se mejora la actividad de los riñones. También ayudan a regular la menstruación. Sobre sus propiedades esotéricas: el laurel está asociado con la energía del triunfo, la clarividencia y la abundancia, sus vapores inducen al trance mental para acceder a información de tu subconsciente.

Ruda: según sus propiedades físicas, tonifica las arterias y normaliza el flujo de la sangre. Tiene efectos relajantes. Estimula la función biliar y ayuda a aliviar la piel que está inflamada o que tiene afecciones como eczema, psoriasis o irritación. Es un antiespasmódico natural. Según sus propiedades esotéricas: neutraliza la negatividad y atrae prosperidad, deshace acuerdos emocionales y también fortalece los existentes.

Caléndula: según sus propiedades físicas, funciona como antiinflamatorio y antiséptico natural, neutraliza la digestión, alivia la fatiga ocular y ayuda a mantener una piel lozana. De acuerdo con sus propiedades esotéricas: canaliza la energía positiva del ambiente y revitaliza el campo energético.

Lavanda: sus propiedades físicas la convierten en un buen cicatrizante, sedante y antiinflamatorio natural. Ayuda a sanar la depresión, las irritaciones de la piel, los malestares en el sistema digestivo, el insomnio, dolores reumáticos y es un excelente regenerador celular. Propiedades esotéricas: purifica la energía y se le asocia con la dulzura del amor, además de que sube los niveles de energía sexual, alarga la vida y favorece el amor.

Ylang ylang: dentro de sus propiedades físicas están que regula los niveles de hidratación en la piel y el cabello graso, estimula el desarrollo de nuevas células, libera tensión muscular y es un gran antídoto para las arrugas. Además de ser un antiinflamatorio natural, calma los estados emocionales, regula los ciclos hormonales, tiene propiedades antiespasmódicas y es un afrodisiaco natural. Propiedades esotéricas: libera la tristeza, frustración, ira y codependencias. Aumenta la paz y la reconciliación, eleva el deseo sexual y ayuda a liberar problemas de fertilidad.

Sal Epsom: entre sus propiedades físicas están aliviar la inflamación y el dolor, liberar tensión muscular y reducir las migrañas. Propiedades esotéricas: absorbe energías inestables, limpia puntos energéticos, purifica el hogar y protege el campo energético.

Playlists para cuando tomo mi baño alquímico

Los sonidos y melodías que vas a escuchar
a continuación tienen frecuencias que
balancean tu sistema nervioso central.
Es normal sentirte incómoda al principio,
pero pasa realmente rápido ya que esta
sensación por lo general está conectada
a algún prejuicio cultural, religioso o
sistémico del control de la música y sus
poderes curativos.

Yoga menstrual

Aquí te dejo unos videos de secuencias de yoga menstrual que puedes practicar en cada una de tus fases. Cuando no sepas qué hacer, dale play a alguno de éstos y disfruta 20 minutos de movimiento consciente. No necesitas nada más que un espacio donde poder moverte y ropa cómoda. Si tienes un mat, felicidades, si tienes un par de bloques de yoga, felicidades, ja, ja, ja, pero no es necesario. Lo único que necesitas son ganas de moverte.

Para practicar los movimientos de asistencia cíclica hay que ver este video primero:

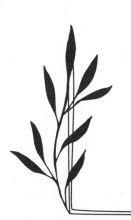

Después, dependiendo de la fase en la que estés, escoge el que necesites:

Rutina fase menstrual

Rutina fase folicular

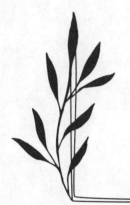

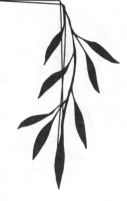

Rutina fase ovulatoria

Rutina fase lútea

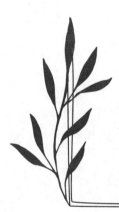

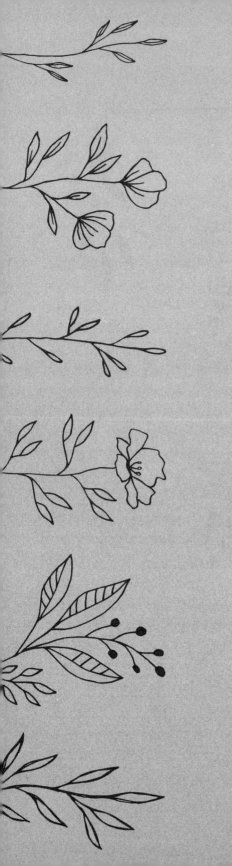

Crea a través de tu ciclo (Mis prompts de siembra menstrual)

Mis *prompts* de siembra menstrual son sugerencias de cómo puedes utilizar tu ciclo para generar nuevos hábitos, empezar un proyecto, sanar algo físico, crear un ambiente seguro para amarte y respetarte, mejorar tu relación con el dinero, entre otros. Puedes usarlas así tal cual, pero su poder se activa al cien por ciento cuando las adaptas a ti y las haces tuyas. Ésta es sólo una guía para encender tu creatividad alrededor de lo que deseas para ti.

Genera nuevos hábitos

Los pasos son los siguientes:

1) Observa en qué fase de la Luna está tu ciclo menstrual y dependiendo de la energía lunar disponible (Luna llena,

Luna nueva, creciente o menguante) haz tu siembra con una intención.

2) Se necesitan tres ciclos. Intenciona las tres siembras de los tres ciclos siguientes.

3) Integra y acciona durante cada ciclo. Se toma nota de lo que sí funciona mientras sigues explorando.

Para generar un nuevo habito lo único que realmente debes hacer es *empezar*. Parece obvio, pero "empezar" no siempre es lo más lógico. **A veces pensamos que hay que tener tal o cual cosa, o que las circunstancias sean de tal o cual manera. Eso es una FALSA CREENCIA.** Para generar nuevos hábitos hay que empezar con lo que se tiene y como se pueda en este preciso momento, el presente alberga todos los potenciales futuros.

La forma en la que el ciclo menstrual te ayuda y te da soporte para generar un nuevo hábito es muy sencilla. Se necesitan tres ciclos para establecer el nuevo hábito. La primera siembra la uso para purgar y liberar todo aquello que no me permite generarlo; la segunda la uso para intencionar mi deseo y en la tercera, manifiesto el hábito en acciones concretas.

En el primer ciclo parecerá como que no pasa nada o que vas muy lento, está bien, aquí lo importante es hacerte consciente de los cambios que quieres generar, ya que yo veo la consciencia como la tierra fértil en la cual plantar mis semillas. En el primer ciclo sólo vas a empezar a observar, a darte cuenta y a llegar a conclusiones sin tomar acción. Observar y hacerte consciente no necesariamente será fácil, pero es mucho más doloroso seguir engañándote o adormeciéndote con distracciones externas y, una vez que en realidad te observes y que aceptes cómo estás y cómo eres, puede llegar la idea de un cambio amoroso. **Una acción honesta viene de un valor interno. Y sólo así puedes acceder a la**

disciplina. La razón verdadera por la cual quieres adquirir este nuevo hábito es la gasolina para darle acción al pensamiento. No hacer, sólo permitir ver lo que hay, es el primer paso. (En una de ésas te das cuenta de que ya estás haciendo una versión de este hábito y que, a lo mejor, lo único que te falta es observar cómo lo llevas).

En el segundo ciclo es cuando se activa la acción sin esperar resultados, solamente la haces para ver cómo te sientes, y sin expectativa es el regalo más grande que te puedes dar, pues te "permites" vivir sin el juicio de la productividad.

Y en el tercer ciclo integras lo que funciona abriendo espacio para explorar en un estado de progreso constante y lograr activar un nuevo hábito. Los hábitos también tienen un proceso de maduración y adaptación según evoluciones en tu vida personal y en tu vida profesional, ya que ninguno es estático, siempre están en movimiento, y en lo que tenemos que poner nuestra atención es en que su movimiento sea expansivo.

Aquí te dejo un ejemplo más sólido. Ésta fue la manera en la que generé el hábito de comer mejor y escoger alimentos que me nutren.

Come balanceadamente y nutritivo

El primer día después de tu sangrado, empiezas. Con lo que puedas, como se pueda. Lo más fácil es desayunar algo "vivo", o sea, que haya estado en la naturaleza (una manzana, un plátano, espinacas). Si desayunas productos vivos, empezarás por escoger alimentos nutritivos. Nosotros nos alimentamos de dos grupos:

alimento primario y alimento secundario. El alimento primario son *todos* tus consumos, lo que ves, lo que oyes, las conversaciones de las cuales eres partícipe, la gente que sigues en *social media*, las series que ves; todo lo que tiene experiencia a través de tus sentidos es tu alimento primario. Y el alimento secundario es la comida.

CICLO Y SIEMBRA 1

Siembra 1: "Libero todo aquello que no me permite acceder a mi máximo potencial alrededor del hábito de comer balanceadamente y nutritivo".

Menstruación (siembra 1)

En esta fase empiezas a observar tu *alimento primario*. Muchas decisiones alrededor de lo que comemos tienen una correlación con todo lo que consumimos. Simplemente observa cómo están tus sentidos en esta etapa: ¿Qué ves? ¿Qué escuchas? ¿Qué dices? ¿Qué piensas? ¿Qué sientes? Te ayudará escribirlo. Todo tu entorno (alimento primario) informa, educa o envicia las decisiones que tomas alrededor de cómo nutres tu cuerpo. Éste es un tiempo buenísimo para hacer un *detox* digital, ya sea dejar de usar redes sociales por un tiempo o dedicarle tiempo a curar tu *feed* con cuentas que te hagan sentir expansiva y no contraída. Solemos pasar alrededor de 4.5 horas al día en redes, y ahí puedes reforzar el nuevo hábito o reforzar narrativas negativas a modo de válvula de escape. Todo lo que en tu *feed* te haga sentir mal con respecto a tu cuerpo y a tu estilo de vida está generando de manera activa una sensación de vacío, ese vacío buscará llenarse con "algo". Tú siempre tienes el poder de decidir y si no decides qué consumes de forma primaria, en este caso digital, no podrás decidir qué comida comer. ¡Te lo juro!

Fase folicular

En esta fase sostienes niveles de energía altos, justo en esta semana puedes organizarte para ir al súper, planear las recetas que vas a intentar y ejecutarlas. Quizá incluyes en tu desayuno probar diferentes jugos verdes y ése es el único logro de todo el ciclo, o decides lavar toda la fruta y verdura mientras te comes una manzana. En esta fase te van a dar ganas de mover tu cuerpo, entonces después de moverte puedes observar qué es lo que más se te antoja, y cuáles son tus gustos. Hay algo que te gusta mucho que siempre comes... ¿qué es? Saber si eres salada o dulce es algo importantísimo, porque la clave no es dejar de comer lo que te gusta, sino ver de qué manera eso siempre pueda estar en su versión más nutritiva. Esta etapa sirve para probar. Si te aplicas en esta fase, cuando no tengas tanta energía (en la fase premenstrual o lútea) ya estará todo en tu refri y te resolverá la vida.

Fase fértil u ovulatoria

Ésta es la fase en que tu energía llega al clímax y debes aprovecharla para crear todas tus recetas y que cada vez que quieras comer algo, haya algo vivo y nutritivo al alcance. Acuérdate de que este ciclo (ciclo 1) sólo sirve para liberar todo aquello que no te permite comer balanceadamente, apenas se está abriendo un camino nuevo, puedes observar, probar y soltar, y no es necesario comer tan balanceado. Date permiso de observar y experimentar si las recetas que creaste están buenas, son fáciles de hacer, te gustó comerlas, y lo más importante: ¿se te antojaron? Está bien si terminas cerrando el refri y pidiendo Uber Eats. Al igual que en la fase folicular, si te aplicas en la fase fértil la siguiente fase va a ser megafácil.

Fase lútea

Ésta es la fase que juega en tu contra si no te preparaste en las anteriores. **Nunca empieces un nuevo hábito en esta fase.** Los niveles de energía empiezan a decaer si no tenemos soporte de las fases previas (fases fértil y folicular), por ello es muy probable que aquí tiremos la toalla. La fase lútea es, en mi opinión, la fase más olvidada de nutrición durante el ciclo menstrual, ya que necesitas una combinación de carbohidratos y proteínas que le ayuden a tu cuerpo a prepararse para la menstruación. Aquí recibes los beneficios de toda tu planeación y esfuerzo de las semanas anteriores. La poca energía que tienes no se desperdicia pensando en qué comer o qué hacer de comer. Eso ya lo hiciste en las fases anteriores y cada vez que abras tu refri o alacena habrá una opción disponible. En el ciclo 1, *no lo vas a lograr*, ya que es el ciclo para ver qué le pasa a tu cuerpo durante cada fase. Y aunque estamos de a poco metiendo información, éste es el ciclo de recolectar enseñanzas sobre cómo comemos, cuánta cantidad, en qué horario y qué alimentos catalogamos como buenos y malos. Eso es lo que estás "haciendo" en el ciclo 1. Parece que no pasa nada, pero en realidad está pasando todo. Se te está levantando el velo de los ojos y una vez que lo observes, será imposible no verlo más. También es un tiempo importante para alimentar tu mente y tu corazón con consumos expansivos, que te inspiren y te llenen. Esta fase es la fase de recibir, pues al llegar la menstruación el cuerpo necesita estar lleno para poder vaciarse.

Al llegar tu siguiente menstruación, empieza el ciclo y la siembra 2.

CICLO Y SIEMBRA 2

Siembra 2: "Estoy abierta a recibir y a entender todo aquello que necesito integrar para generar el hábito de comer balanceadamente y nutritivo".

Menstruación (siembra 2)

En esta etapa juntas y analizas toda la información que obtuviste del ciclo 1. Después de hacer tu siembra, revisa cómo te fue en el ciclo 1, sin juicio. Repito: *sin juicio*. Lo más importante es poner toda tu atención en lo que sí hiciste y en lo que sí lograste. Escribe cómo te sentiste, qué hiciste sin esfuerzo, qué probaste que te gustó que no sabías que te gustaba. También es un buen tiempo para volver a revisar y seguir curando tu *feed*. La razón por la cual hago tanto hincapié en curar tu *feed* digital durante tu menstruación es porque la energía que sostienes en este tiempo es una energía transformadora y, si confías en ella, escogerá cosas muy positivas para tu siguiente ciclo.

En esta etapa *decides* cuáles son las recetas que repetirás y una sola cosa que quieras incluir en este ciclo, como escoger una comida libre de alimentos de origen animal a la semana, algún detalle de progreso o incluir tomar un vaso de agua al despertar. Lo que sea que *decidas* tiene que ser algo pequeño y muy fácil de seguir. (Yo empecé con tomar un vaso de agua al despertar para activar mi digestión). Durante estos días también hay que cederle el poder al cuerpo, se trabaja en confiar en él cuando pide lo que necesita, esperando que se lo des. Aquí se hace una promesa personal de permitirle hablarte por medio de los sentidos. Comer balanceadamente y nutritivo está conectado a tu descanso y a tu sistema nervioso central. En mi experiencia, éste es el ciclo más retador porque pone en perspectiva lo que ya sabes de ti, lo que necesitas y quieres integrar y la energía para tomar acción; la siembra y el rezo aquí son muy importantes, hay que entrarle con la visión de progreso y no con la de "logro". Ten claro que no lo vas a lograr al cien por ciento, y eso es algo que quiero que aceptes antes de seguir leyendo. *Nadie* es perfecto, pero le tiramos a poder comer balanceadamente, no perfectamente.

Fase folicular

Con los niveles de energía altos ya sabes lo que tienes que hacer. Lista del súper, ir al mercado y armar tu calendario de comida. A mí me gusta prepararme bases y tenerlas disponibles, hacerme jugo (comenzando por planear hacerlo limpiando y preparando la fruta y verdura), también cocer las leguminosas y poner todas las verduras en agua para mantenerlas frescas por tres semanas. En esta fase tengo la energía para buscar versiones más nutritivas de los alimentos que más me gustan. Por ejemplo, soy adicta a las papas, me encantan con chile y limón, entonces probé deshidratar algunas verduras, papas incluidas, y logré crear esa misma opción sin tanta grasa ni sal, me ha funcionado y no he dejado de comer papas. Al mismo tiempo, "hago" y "pruebo" diferentes formas de organizar mi tiempo, incluyo de a poco los productos que compro que no necesitan preparación, como frutas y semillas para tenerlas a la mano. Una de las decisiones que tomé muy al principio fue comer algo vivo todos los días. Ésa es la decisión más sólida que me ha permitido sentir progreso todos los días.

Fase fértil u ovulatoria

En esta fase te cocinas todo lo que vas a comer en la fase lútea. Repito: *todo lo que siempre se te antoja cuando estás premenstrual va aquí.* Acuérdate de que en el ciclo dos le vas a dar a tu cuerpo todo lo que se le antoje, pero con un *twist.* Tendrás la opción más nutritiva de ese antojo (como yo con mis papas), y si lo planeas, vas a ver cómo te sorprenderás de lo mucho que puedes nutrirte con tus antojos de siempre. En esta etapa es bueno hacer estas recetas, sobre todo las más ricas que aguanten refrigeradas, porque tu energía sigue alta y eso te va a ayudar a escoger porciones y organizar mejor tus consumos. Ésta es tu etapa creativa y si conectas con esa energía vas a tener un refri lleno de comida que te gusta y que te hace bien.

Fase lútea

A disfrutar. Vas a permitirte comer lo que te preparaste, con un compromiso: sólo comer lo que te preparaste y lo que tienes en tu casa. En esta etapa no Uber Eats y no tiendita u OXXO. También vas a hacer un compromiso de dormir ocho horas. Es importante regresar a un descanso completo para que el cuerpo pueda pedir lo que en verdad necesita y no lo que necesita para adormecerse. Un cuerpo descansado es un cuerpo que habla y pide. Un cuerpo hidratado es un cuerpo que sabe escoger buenos alimentos. Un cuerpo nutrido es un cuerpo sano. En esta fase quiero que observes cómo te sientes después de comer lo que se te antoja y que honestamente veas si la sensación de antojo es la misma antes y después de comerlo. Esta información es muy importante. La coherencia entre lo que comes y cómo te sientes al comerlo (física y emocionalmente) tiene que ser obvia.

Al llegar tu siguiente menstruación, empieza el ciclo y la siembra 3.

CICLO Y SIEMBRA 3

Siembra 3: "Todas mis emociones, pensamientos, palabras, decisiones y acciones están alineadas al hábito de comer balanceadamente y nutritivo".

Menstruación (siembra 3)

En esta menstruación se activa la paciencia creativa. La que sabe esperar mientras celebra y provoca movimiento. Aquí regresas a observar qué del ciclo 2 te hizo sentir bien y tuvo sentido, qué fue fácil de hacer, qué receta te gustó, qué se te antojó y al comerlo te sentiste bien física y emocionalmente y qué crees que podrías hacer diario. Sólo toma nota del progreso y no de las veces que no lo lograste. ¿Lograste tomarte el vaso de agua en las mañanas o comer algo vivo todos los días? O esa decisión chiquita, ¿la llevaste a cabo? Si la respuesta es no, quiere decir que ésa no fue una decisión lo suficientemente pequeña y hay que buscar otra más accesible. Sin juicio, se vuelve a tomar otra decisión para el ciclo 3, que puede ser la misma que hiciste en el ciclo 2 o una nueva que sea aún más pequeña. También en esta etapa se define el balance. ¿Para ti qué es balance? Dependiendo de lo que viviste los dos ciclos pasados, ¿qué crees que es sustentable? ¿Hacer cinco comidas vivas y nutritivas a la semana? ¿Comer todos los días algo vivo en cada comida? ¿Cocinarte tres veces por semana? ¿Comer en casa? ¿Qué es balance? Si te sientes perdida en cuanto a qué significa balance para ti, esta etapa es donde puedes investigar sobre alimentación, formas de comer alrededor del mundo, estilos de vida, nutrición y dietas que no sean para bajar de peso, sino para estar nutrida.

También aquí es donde te queda perfecto que tu *feed* esté lleno de recursos nutritivos porque puedes aprender qué es comer balanceadamente y *decidir* qué es balance. Lo más importante es reconocer que la razón por la cual quieres generar ese hábito es porque algo en tu psique y en tu cuerpo te está diciendo que no lo haces y lo que en verdad hay que descubrir es qué se siente bien en tu cuerpo. Y eso que se siente bien, sigue haciéndolo. ¡Ojo!, algo que se siente bien a posteriori no necesariamente es cómodo al principio, ya que requiere de un compromiso, pero como sólo nos estamos enfocando en el progreso durante estos tres ciclos menstruales, ese compromiso suele ser mucho más fácil de adaptar.

Fase folicular

Únicamente compra los alimentos que sí consumiste, planea y haz las comidas que sí hiciste, que te gustaron y que te hicieron sentir bien física y emocionalmente. Puedes incluir preparar colaciones y snacks sencillos de ingerir y que te hicieron sentir bien. Sólo repite lo que sí funcionó. También notarás cuántas veces todos tus consumos estuvieron alineados a lo que para ti significa *balance*, ya que al tener un significado más sólido de lo que el balance significa para ti, verás que todo lo que sí funciona quizá está en correlación con lo que a veces no es tan asertivo. Ser consciente de esto te activará pensamientos balanceados, donde no todo es terrible ni tampoco perfecto, un balance entre lo que sí se activó y lo que sigue en movimiento. Te fijarás en que hay cosas que ya están activas con elementos que se reforzaron solos o con nuevas actividades, a esto yo le llamo minivictorias y es muy importante celebrarlas desde un lugar consciente con orgullo y amor, como ir al súper, haberte cocinado por primera vez o usar tu ciclo para mejorar tu alimentación. Toma nota de tus minivictorias porque si fueron fáciles de hacer es muy probable que se conviertan en hábitos.

Fase fértil u ovulatoria

Prepara sólo las recetas que sí te comiste durante tu fase lútea. Planea con exactitud los horarios donde tuviste más hambre y organiza tu calendario de tal suerte que esos siete días previos a tu menstruación estén soportados por comida que te gusta y que te hace sentir bien. Aquí también activa la gratitud mientras preparas estos alimentos. Hay dos razones poderosas: la primera es que cuando agradeces, el efecto que tienen tus palabras y tu intención sobre los alimentos vivos provoca que los nutrientes se expresen y se mantengan activos en el agua que contienen. Está comprobado científicamente que la composición molecular del agua se comporta de diferentes maneras dependiendo de las palabras que usamos para describirla (esto está comprobado en el experimento del Dr. Masaru Emoto, *Los mensajes del agua*). Y la segunda es que después de haberla preparado con agradecimiento, cuando la veas en el refri no vas a poder tirarla. Esa conexión evita que la deseches porque se reconoce como propia en tu campo sutil.

Fase lútea

Recibe con amor todo lo que te preparaste y sé receptiva si hay algo más que falta. Aquí puedes incluir el Uber Eats de siempre o la salidita al OXXO, todo se vale. Es importante no limitarte, porque siempre existe la posibilidad de hacerlo y quitar la etiqueta de "malo" abre un espacio seguro. La diferencia ahora es que ya sabes que puedes crear una versión más nutritiva de esto mismo, y que *tú decides* cuándo la haces y cuándo no. Y ese poder está activo en la paciencia creativa, recordándote que lo que queremos es comer balanceadamente y nutritivo, no comer en restricción o perfecto. En la etapa lútea hay mucha información que se integra por medio del cuerpo, por eso es importante seguir receptiva a lo que te pide y siente; que siempre sea coherente lo que él mismo siente después de cada consumo, sea alimento primario o secundario, en correlación con lo que se piensa.

Al llegar tu siguiente menstruación ya habrás integrado una acción que signifique "Comer balanceada y nutritivamente". Durante este periodo menstrual del ciclo 3 se termina de integrar todo lo que aprendiste por medio del sueño, por eso permítete dormir bien. Cada que despiertes nota cómo te sientes y así como le hiciste en los dos ciclos pasados tomarás la decisión de seguir con una acción que te hace sentir bien. También es un tiempo que activa y sella, que seguirás explorando y en el que no permaneces estática. Al cabo de nueve ciclos, notarás cómo creaste y gestaste el hábito de comer balanceada y nutritivamente gracias a que te sigues escuchando.

Crea un proyecto personal

Para hacerlo por medio del ciclo menstrual hay que entender las fases como una ruta de dar y recibir al mismo tiempo. Se acciona por medio de la energía física que hay disponible en cada fase y se recibe a través del progreso de tus acciones. Si esto lo juntas con las fases lunares potencializas el ciclo. No necesitas ciclarlo a la Luna llena para que funcione, pero te recomiendo que tomes la energía lunar en consideración para entender tu proceso.

Muchas mujeres quieren emprender un negocio, levantar un proyecto personal, escribir un blog, crear una economía pasiva digital o simplemente hacer realidad un sueño. Quienes lo consiguen en su mayoría entienden de manera consciente o inconsciente que su proyecto tiene un espíritu propio y que encuentra forma y cabida a medida que va madurando. Hay otras que lo intentaron y se dieron por vencidas o se dieron cuenta de que la idea de querer ese proyecto era muy diferente a hacerlo. **El 90% de las mujeres que se dieron por vencidas fue porque tomaron la decisión de "empezar" en una fase no favorable de su ciclo menstrual y como resultado iban en contra de su ciclo, por eso no hubo energía física y recursos sustentables para seguir adelante.**

Si tú quieres hacer realidad un sueño y no sabes por dónde empezar, ésta es una manera de prepararte física y emocionalmente para volverte la mujer que vive ese sueño, y a esa mujer aún no la conoces. Ella genera disciplina y determinación con cada pensamiento y se toma muy en serio ser "la jefa" de su proyecto. Esta "jefa" ubica su ciclo al cien y pone límites que van de acuerdo con él.

Antes de que decidas empezar de "jefa" de tu proyecto, quiero que tomes en consideración la fase del ciclo en la que estás. No podrás actuar a consciencia hasta que llegue tu siguiente menstruación e inicies en la fase fértil. Recuerda que los proyectos o sueños también son hijos, sólo que son hijos creativos y se deben de gestar tal como si fueran un bebé de carne y hueso.

Existe un periodo de preparación no física que se aloja en el cuerpo para que puedas empezar a accionar desde un lugar sustentable con tu ciclo. Los niveles de energía son indispensables para que puedas seguir adelante en tu emprendimiento, donde se considere el tiempo de descanso como de recibir aprendizaje y el tiempo de "hacer" para darle con todo al plan de acción. El periodo de alojamiento sucede alrededor de nueve ciclos antes, cuando quizá te haya llegado la idea o hayas reafirmado que quieres materializar ese sueño, también ahí es donde puedes empezar a describir con claridad de qué va tu proyecto, indagar sobre el tiempo que ha tomado a otras personas hacerlo, comenzar a ver que hay proyectos parecidos a lo que tú vislumbras y calcular los recursos que crees necesitar. Ese periodo de alojamiento previo es necesario para que cuando decidas actuar, el ciclo te ayude y te dé soporte.

Me gusta compararlo con la espiral de alambre de un foco. Digamos que tu proyecto es un foco que sostiene una espiral de alambre de 110 watts, y tu estado físico, emocional y la familiaridad (conocimiento) de lo que vas a necesitar para lograr tu proyecto en este momento es una espiral de alambre de 100 watts.

Lo que te van a dar los siguientes tres ciclos menstruales es la capacidad de llevar tu espiral de 100 a 110 watts. Estos tres ciclos engrosarán tu espiral para generar la cantidad de luz que se necesita para hacer brillar el camino de idea a materia.

Estos tres ciclos se viven así:

Menstruación = Análisis
Fase folicular = Organización
Fase fértil = Ejecución
Fase lútea = Aprendizaje

... y así sucesivamente por tres ciclos.

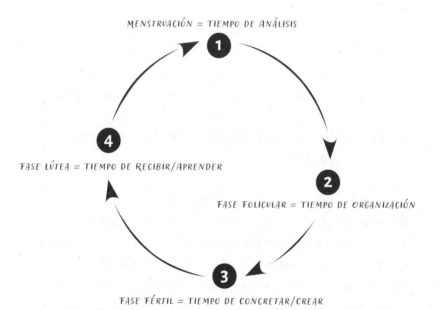

CICLO Y SIEMBRA 1

Siembra 1: "Libero todo aquello que no me permite acceder a mi máximo potencial alrededor de crear mi proyecto de _____

_____

_____ ".

Menstruación (siembra 1)

La primera menstruación es la etapa de observación. Aquí es donde se cierran filas personales y honestamente se *analiza* en dónde estás parada con respecto a tu proyecto. Para saber en qué momento de tu proceso estás hay que contestar las siguientes preguntas:

1) ¿De qué va tu proyecto? ¿Qué es? ¿A qué se parece?

2) El famoso *Why Now*: ¿Por qué tendría que existir este proyecto hoy? ¿Por qué hoy y no en cinco años o el año pasado? ¿Por qué en especial es importante que exista hoy?

3) ¿Qué hace tu proyecto? ¿Educa, entretiene, alimenta, informa, enseña...?

La respuesta o falta de ellas a estas preguntas te indicarán en dónde necesitas información. Recuerda que en esta primera siembra menstrual sólo estamos observando y analizando realmente quiénes somos; analízate hoy y vislumbra en qué tipo de mujer emergerás para crear este proyecto. Observa y analiza cómo te nutres de alimento primario con respecto a tu proyecto, qué tipo de contenidos digitales, libros, círculos sociales, clases y webinars estás atendiendo que permitan que tu conocimiento en el área de tu proyecto se active y se agrande. Si aún no tomas ninguna clase, curso, tutorial o libro de cómo lo han hecho otras personas, observa que esto lo vas a necesitar, simplemente toma nota. Aquí también notarás que tendrás que ajustar tus actividades diarias de tal suerte que haya tiempo para esa clase, libro, curso o la práctica de un tutorial. Observar cómo es tu horario y tu agenda en este momento te permitirá decidir en dónde puedes hacerle un espacio a tu proyecto personal todos los días del siguiente ciclo.

Fase folicular

En esta fase sostienes niveles de energía que van rumbo a ser altos, es perfecta para empezar la *organización*. Aquí es donde tomas la información que analizaste de tu menstruación y puedes planear en papel tu aprendizaje. Observa cómo no es un plan de acción (al menos no por ahora). Más bien incluye que busques recursos para informarte lo más posible con respecto a este proyecto. Si es uno que vive de manera digital habrá que aprender de hostings, de e-commerce y de marketing digital que incluya SEO, por ejemplo. En esta etapa organizarás tu ciclo de tal suerte que puedas hacer tiempo semanal para aprender lo que aún no sabes. Ojo que estoy diciendo que vas a organizar tu tiempo, no que ya estés tomando el curso ahorita. Recuerda que el ciclo 1 en su mayoría se ve como que no pasa nada, pero en realidad se está abriendo camino para que las cosas sucedan. Aquí solamente lo decides, no te adelantes y compres tu aprendizaje. Tienes que darte un par de días para que de verdad se asiente esa decisión porque el tiempo que le dediques a ese aprendizaje te puede cambiar la vida. Estas decisiones se toman con pies de plomo.

Fase fértil u ovulatoria

Aquí se concreta ese paso para aprender: compras el libro, pagas el taller, bajas la app, te metes a esa clase, ves los mil tutoriales.

Decides de forma cíclica que quieres materializar este sueño con la acción de darle vida a esa idea y empieza de forma activa el camino de nutrición y educación de donde vive tu proyecto, pruebas el plan de aprendizaje que te hiciste en tu fase folicular (como destinarle una hora en las tardes o muy temprano antes de ir al trabajo), cualquiera que haya sido aquí lo empiezas. Tu plan puede cambiar, pero la única forma de ver si es sustentable es probándolo.

Fase lútea

En esta fase recibes información de tu proyecto, solamente te abres a aprender. Aquí es bueno llenarte de ejemplos de proyectos que se parezcan al tuyo para inspirarte, encontrar tu voz y de paso ver que no haya algo que sea copia; entrar a algún círculo donde se comparta información de ese tipo de proyectos es lo mejor que puedes hacer, porque esta fase sostiene que recibas toda esta información. Es muy probable que te embarguen sentimientos de inferioridad o envidia por otros proyectos que ya existen, recuerda que la intención en este ciclo es liberar todo aquello que no te permite acceder a tu máximo potencial para crear tu proyecto. La envidia es la otra cara de la moneda de la admiración, una puerta que abre la curiosidad, no tengas miedo de sentirla, liberarla y usarla como energía para seguir aprendiendo e inspirarte más. No te claves mucho en cómo se ven los proyectos de otras personas, más bien en cómo te hacen sentir y en por qué te gustan. Cuando logres *matchear* ese mismo sentimiento con el de tu propio proyecto será una señal de que vas por buen camino.

Al llegar tu siguiente menstruación, empieza el ciclo y la siembra 2.

CICLO Y SIEMBRA 2

Siembra 2: "Estoy abierta a recibir y a entender todo aquello que necesito integrar para generar la creación de mi proyecto _____

_____

_____

_____ ".

Menstruación (siembra 2)

Aquí vuelves a analizar la información que recibiste del ciclo pasado. ¿Qué del libro que leíste o la clase que tomaste te cambió? ¿Encontraste algo nuevo que no habías visto antes de tu proyecto? En esta fase también es bueno revisar las respuestas del ciclo 1 (menstruación). Observa las respuestas sobre de qué va tu proyecto y por qué ahora tienen sentido, y verifica si quisieras adaptar, cambiar o anexar algo. También analiza qué tanto te funcionó ese plan de aprendizaje. ¿Lo pudiste hacer? ¿Sigues tomando la clase o el curso, leyendo el libro? Es importante analizar si este plan funciona, porque seguir aprendiendo de tu proyecto es la gasolina para mantenerlo vivo, cuando dejas de aprender de él, dejará de crecer. Esto es para todo, no sólo para los proyectos personales. Tu tiempo y tu cuidado es la manutención que da vida a un proyecto, a una relación y a ti misma. La disciplina amorosa que se genera con las ganas de aprender es la misma disciplina que genera una acción constante ininterrumpida. Aprender a gozar el acto de aprender es lo que enseña el ciclo 2.

Fase folicular

Si el plan de aprendizaje que creaste en el ciclo 1 funcionó, eres una chingona. *Ja, ja, ja.* Si no funcionó, equis güeeey, te organizas uno nuevo y ya está. Estoy segura de que no tienes que cambiarlo al cien, sino más bien adaptar algún horario o recortar alguna actividad que necesita ser desfasada por la prioridad de tu proyecto. El ciclo 2 en mi opinión es el más complejo porque la novedad de aprender de tu proyecto se empieza a mermar cuando la realidad de saber lo que en verdad se necesita para lograrlo entra con fuerza. Supongamos que el plan de aprendizaje funciona, en este ciclo 2 organizas el primer plan de acción de atrás para adelante, decides cuándo te gustaría ver materializado tu proyecto y le pones una fecha (*plis, plis, plis*... ponle una fecha que más o menos se acerque a tu fase fértil. Las veces que he puesto una fecha fértil personal, siempre he visto algo materializado). Y esta fecha debe estar sustentada con información verdadera, que se acerque a la realidad de tu proyecto, tus posibilidades de tiempo y recursos personales. Si requieres levantar una inversión esto se hace en el ciclo 3, pero lo que más recomiendo es fecharlo a nueve ciclos, con la certeza de que en nueve meses tendrás el dinero necesario para darle la bienvenida a tu proyecto. Antes de necesitar dinero para un proyecto se necesitan ideas e información, nunca olvides esto. El dinero se encuentra, la información se busca y se aprende, pero las ideas se *crean*.

Fase fértil u ovulatoria

Aquí haces el compromiso de que dentro de nueve ciclos verás materializado algo de este proyecto o el principio del proyecto en sí. Con el plan de acción de atrás para adelante concretas los pasos que tienes que seguir para llevarlo a cabo. Para saber qué pasos tienes que tomar es necesario que siga habiendo educación y aprendizaje alrededor de este plan de acción. Quizá el primer paso es saber qué se necesita hacer para lograr tu proyecto, y ese pedazo de información puede hacer que tu plan de acción se modifique. En la fase fértil del ciclo 2 concretas el plan de acción, le das el *ok* al plan basado en lo que te informaste, en lo que ajustaste de tus horarios y lo que puedes hacer hoy con los recursos que tienes en este momento.

Fase lútea

En esta fase recibes información y sigues activando inspiración. Piensa en ejercicios de visualización, cómo quieres que se vea creativamente tu proyecto, juega con posibles nombres, o al menos cómo le vas a llamar mientras se crea. El famoso *working title*, como si estuvieras escribiendo una película o una serie de TV. Este nombre es *importantísimo*, después lo puedes cambiar mientras conoces mejor tu proyecto, pero hay que empezar a jugar con la posibilidad de nombrarlo de alguna manera porque, cuando lo nombras, existe.

Al llegar tu siguiente menstruación, empieza el ciclo y la siembra 3.

CICLO Y SIEMBRA 3

Siembra 3: "Todas mis emociones, pensamientos, palabras, decisiones y acciones están alineadas a la creación de mi proyecto

_____

_____

_____ ".

Menstruación (siembra 3)

Aquí llegó la hora *chingüengüenchona*, es decir, aquí se va a poner bueno, *ja, ja, ja*. En este ciclo 3 se analizan dos factores: ¿cuánto cuesta?, ¿a quién va dirigido? Muchas veces éste es el punto donde nos damos por vencidas, ya sea porque no sabemos cómo levantar los recursos o creemos que el proyecto no es lo suficientemente bueno como para que alguien lo consuma o quiera. Saber para quién va dirigido es, en mi opinión, lo más importante de un proyecto, porque en algún momento ése es el nicho que nutrirás para que ese público lo consuma. También se analiza si es un proyecto personal, que simple y sencillamente es para ti y no tiene que ser un emprendimiento, o si de verdad es un proyecto mucho más grande de lo que habías pensado, como un negocio que requiere inversión de tiempo y dinero. En esta etapa se puede ajustar, cambiar o también desistir de crearlo. Es mejor decir *no* de forma informada que decir sí y luego frustrarte por no haber tomado en consideración todos los aspectos tanto de tiempo como de recursos.

Fase folicular

Una vez que se aceptan los términos del tipo de proyecto, se organiza el plan de acción en tres partes. La fecha final de "entrega" o cuándo se verá el proyecto materializado, piensa que éste es tu objetivo a largo plazo. La fecha de proyecto terminado listo para entrar a diseño, éste es tu objetivo a mediano plazo. Las fechas de miniobjetivos para llegar a concretar el proyecto antes de entrar a diseño. Aquí también puedes incluir si necesitas un equipo para lograrlo y de ser así, en esta etapa puedes armar un buen equipo y calendarizar las entrevistas durante tu fase fértil.

Fase fértil u ovulatoria

Aquí haces las entrevistas y concretas a tu equipo. Si vas a hacerlo tú sola, es importante saber que eventualmente tendrás que contratar a un asesor, un diseñador, un editor o alguien que te ayude a llevar tu proyecto al siguiente nivel (pensando en esto como un proyecto de negocio, que requiere ser visto y dirigido).

Creer que no necesitas a nadie y que tú sola podrás llevarlo al siguiente nivel es una FALSA CREENCIA. Tú vas a llevar tu proyecto a tu nivel y un equipo al siguiente. Siempre se necesita ayuda.

Saber qué tipo de equipo creativo quieres y puedes pagar es crucial para prepararte cuando debas contratarlos, piensa en ello dentro de tu plan de acción. Notarás cómo hasta ahora no has hecho algo específicamente creativo dedicado a tu proyecto, sólo has aprendido del mundo alrededor de él y has probado tus habilidades como jefa de producción. Conocerte como organizadora y empleada te permite materializarlo. Éste es el tiempo de engrosar ese espiral de 110 watts, luz creadora de proyectos.

Fase lútea

Aquí sólo recibes todo lo que has integrado en estos tres ciclos. Si aún no terminas de leer el libro, termínalo; o de ver los módulos del taller que compraste, hazlo. Esta etapa sirve para atar cabos sueltos del primer bloque de aprendizaje, visualiza cómo se ve, cómo se siente y qué te pondrías el primer día con tu proyecto materializado. Si todavía no tiene nombre, escógele uno o simplemente: "Proyecto [algún color que te guste]". Yo le pondría Proyecto Azul, el color azul habilita la voz personal y favorece la comunicación, genera amplitud, protección y salud. Siempre puedes encontrar maneras de que todo lo que hagas con respecto a tu proyecto personal no pase desapercibido y tenga una intención.

Al cabo de nueve ciclos (gestación) y siguiendo esta misma ruta: menstruación-análisis, folicular-organización, fértil-ejecución, lútea-aprendizaje verás manifestada una porción o todo el proyecto en sí. **Siguiendo tu propia ciclicidad es como se logran construir las bases de tu emprendimiento.**

Puedes dar desde una energía sustentable cuando estás en folicular y fértil y podrás recibir honestamente desde el vacío abierto en lútea y menstruación. Esto no significa que no te sucedan cosas fuera de las fases, lo más poderoso que se activa usando esta ruta **es la consciencia corporal del progreso del proyecto en ti**, porque cuando hay silencio en los proyectos es cuando muchas veces nos desesperamos, pero cuando entiendes que el silencio es necesario es esta misma ruta la que te permite sentarte en la energía que hay disponible tanto de tu cuerpo como del proceso de tu proyecto, aceptándola y no juzgándola.

Los proyectos personales son un espejo de nosotras mismas, no olvides que, en la medida que va creciendo y avanzando, tú también. Tú avanzas, creces y cambias. No vayas en contra de tu propio ciclo para emprender, tu proceso será sustentable si te permites recibir cuando estás vacía y dar cuando estás llena. La productividad que se gesta durante tu fase folicular y fértil es de mucha más calidad que la que se obliga durante lútea y menstruación. Tengo cuatro proyectos creados de esta manera y los cuatro siguen vivos hoy en día, avanzando y creciendo conmigo. Esta ruta es particularmente necesaria cuando llevas más de un proyecto a la vez.

Si la sigues también puedes manifestar la casa de tus sueños, mudarte de país, cambiar de trabajo, hacer un viaje, encontrar pareja, amarte en acciones concretas, lo que se te ocurra. Dentro de tu ciclo está el *Qi* de tu vida. **Cuando cada decisión, acción, emoción y palabra se filtran por medio de tu propio ciclo menstrual, nada puede detenerte, tienes la clave de tu propia sustentabilidad por el resto de tus días, ya que tu ciclo es el motor y generador de energía corporal.** No te frustras cuando hay silencio, no te cansas cuando hay movimiento y no sufres el aprender cosas nuevas, simplemente aceptas la energía que hay disponible para ti y la vives sin juicio.

Si aún no has intentado hacer o crear algo con la ayuda de tu ciclo menstrual, te lo recomiendo muchísimo, veras qué fácil es cuando vas a favor de tu propia energía vital. Lo que generalmente pasa es que estamos muy entrenadas para hacer lo opuesto, tenemos la mentalidad del *extra mile* y no se puede dar el *extra mile* cuando no tienes energía física, ni tampoco podemos seguir haciendo de más a lo imbécil. Es como tener un vaso de 350 ml y verter 400 ml, ¿qué pasa con esos 50 ml extras? Se desperdician, se tiran. Descubre qué tamaño de vaso eres y viérte en ti la cantidad de agua que necesitas. No crees proyectos afuera de tu ciclo, susténtalos con tu propia energía femenina, si le permites a tu ciclo tomar el *lead*, tu ciclo te va a dar el soporte creativo necesario.

Felices ciclos conscientes, creadora de sueños. **Eres una máquina de milagros.**

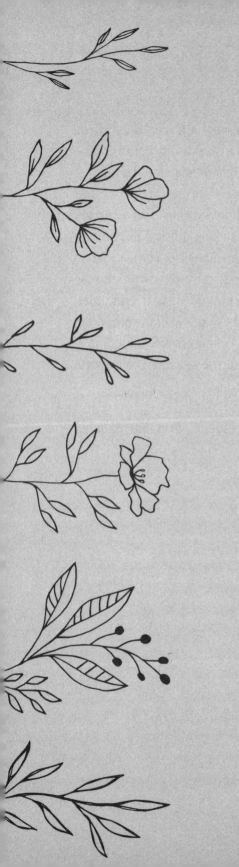

Método sintotérmico

ara saber en qué fase de tu ciclo estás y poder reconocer tu fertilidad existe el método sintotérmico, el cual nos permite conocer con exactitud nuestros días fértiles e infértiles. Funciona mediante la observación y registro *diario* de las señales físicas del cuerpo, al mismo tiempo que interpretas y aplicas reglas que comprueban la ovulación y determinan cuándo inicia y acaba tu fertilidad en cada uno de tus ciclos.

El método sintotérmico tiene una efectividad de 99.6% cuando se usa correctamente. Para evitar un embarazo es necesario abstenerse de tener relaciones sexuales o utilizar métodos de barrera durante la ventana fértil marcada por las reglas del método.

Ésta es la anatomía de tu sistema reproductivo y todos los integrantes de un ciclo activo. Es importante conocer este esquema a la perfección para poder aplicar el método sintotérmico. Las señales físicas que registras a diario son temperatura basal, moco cervicouterino, posición de cérvix y estado emocional.

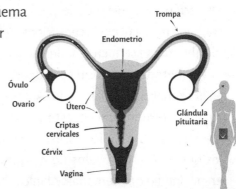

Trompa

Endometrio

Óvulo

Ovario

Útero

Criptas cervicales

Cérvix

Vagina

Glándula pituitaria

La temperatura sube y baja dependiendo de la presencia o ausencia de estrógeno o progesterona. El moco también cambia su estado físico, textura y color gracias al estrógeno y se seca cuando hay progesterona. El cérvix baja y se cierra, se siente suave o firme y finalmente la ola emocional va haciéndose presente de acuerdo con todos estos cambios. Estas señales se interpretan, y por medio del examen del papel higiénico junto con la regla sintotérmica puedes comprobar tu ovulación, haciéndose muy evidente el cambio de cada una de tus fases.

Para poder interpretar todas estas señales físicas hay que observarlas y tocarlas. Se toca el moco, se ve y se analiza; se toca el cérvix introduciendo tus dedos en la vagina en ciertos momentos del ciclo y la temperatura basal se toma debajo de la lengua o adentro de la vagina diario. Ya sé que se entiende como un trabajal o que es un compromiso muy grande, lo único con lo que puedo compararlo es con el tiempo que le dedicamos a entender y a saber todo lo que sucede alrededor de alguien que nos gusta mucho o un *crush total*, y el *rush* de emoción que nos da cuando *el crush* también quiere con nosotras. Tu cuerpo te va a responder y lo vas a conocer tan bien que jamás permitirás que nadie lo dañe, empezando por ti. **Tomar las riendas del reconocimiento de tu fertilidad es amarte intensamente, y este amor sí está basado en acción.** Acciones que le permiten a tu cuerpo comunicarse contigo en un vaivén de sensaciones y secreciones físicas. Es inexplicablemente seductor, poderoso y real.

El método sintotérmico propone que el día uno de tu ciclo es el primer día de sangrado. Al inicio de un nuevo ciclo menstrual, la hormona foliculoestimulante envía la señal al ovario de madurar algunos folículos, éstos son una especie de saquitos en los que crecen los óvulos no maduros, cuya maduración toma en promedio dos semanas. Al inicio del ciclo estamos infértiles, pues no hay un óvulo maduro para fecundar, el cérvix está cerrado y nuestra vagina tiene un ambiente ácido en el que los espermatozoides no pueden sobrevivir. A medida que pasan estas dos semanas los folículos comienzan a secretar estrógeno. Cuando los niveles de estrógeno están altos se estimula la producción de moco cervical (que funciona como medio de supervivencia para el esperma y el óvulo fecundados), el cérvix se suaviza, se abre, y se genera un nuevo crecimiento del endometrio, es decir, estamos fértiles.

Dentro de un folículo, el óvulo en proceso de maduración está listo para salir y empezar su viaje hacia el útero, los niveles de estrógeno llegan a su punto más alto y el cerebro envía la hormona luteinizante, que es la encargada de que se produzca la ovulación. En la ovulación el óvulo sale del folículo y del ovario y entra a la trompa. Al salir del ovario, el óvulo tiene un periodo de vida de 12 a 24 horas. Hay un solo proceso de ovulación en cada ciclo. **¿Puedes creer que sólo tenemos 24 horas durante todo el ciclo para sí o sí, en condiciones óptimas, quedar embarazadas?** No te confíes, la razón por la cual quedas embarazada es porque los espermas pueden vivir hasta cinco días adentro de nuestro cuerpo ansiosos de encontrar a tu óvulo en sus 24 horas mágicas.

Dentro del ovario, el folículo que contenía el óvulo maduro, o sea el saquito que se quedó vacío, se convierte en una glándula llamada cuerpo lúteo, el cual secreta progesterona, la hormona que prepara al cuerpo para un posible embarazo. Cuando los niveles de progesterona están altos, el moco cervical se seca, se eleva la temperatura basal, el cérvix se cierra volviéndose firme, el endometrio se engrosa y se prepara para la implantación, lo que imposibilita una nueva ovulación por el resto del ciclo.

El cuerpo lúteo vive alrededor de 12 a 16 días. Cuando no se produce un embarazo, se desintegra y bajan los niveles de progesterona. Esto provoca que la temperatura basal descienda y comience la menstruación, es decir, un nuevo ciclo.

En caso de un embarazo, la fecundación toma lugar en la trompa. El óvulo fecundado viaja hacia el útero y se implanta al cabo de siete a nueve días. Una vez implantado se empieza a producir la hormona del embarazo, GCH. El cuerpo lúteo vive durante los primeros tres meses y después la placenta toma su lugar para seguir produciendo progesterona y mantener un periodo de gestación de aproximadamente nueve meses.

El ciclo menstrual, según el método sintotérmico, se divide en dos: fase folicular, que es la primera mitad del ciclo e incluye tu ovulación, y fase lútea, la segunda mitad que incluye tu menstruación. A mí me funciona verlo en cuatro: folicular, fértil, lútea y menstruación.

La fase folicular es variable, ya que puedes estar indefinidamente en ella hasta que tu cuerpo logre ovular. La ovulación es afectada por tu entorno, medicamentos, alimentación, estrés, emociones alteradas, cambios físicos y niveles de descanso. Una vez que hay ovulación, se entra a la fase lútea y ésta, a diferencia de la folicular, tiene duración fija: de 12 a 16 días, y culmina con la menstruación. Es decir, el día que ovulas determina qué tan largo será tu ciclo; si ovulas muy temprano, tendrás un ciclo más corto, si ovulas tarde, tendrás un ciclo más largo. La menstruación no es la que se atrasa o adelanta, sino la ovulación es lo que marca la duración de tu ciclo. Por eso es por lo que hay mujeres que logran ciclarse entre sí, y hay ciclos que son más largos que otros porque dependen del día de tu ovulación.

En mi caso aprender el método fue relativamente fácil, lo interesante vino cuando dejé de tener el acompañamiento y tuve que empezar a interpretar mis secreciones sola, también esperar la baja de mi temperatura para comprobar ovulación y aplicar la regla acertadamente fue un trabajo de paciencia. La regla sinto-térmica es una regla matemática, así que una vez que te la apren-des, no falla. Durante el 2020, que fue mi año de interpretar el método a solas, me enamoré por completo de mi fase folicular. Es increíble cómo mi cuerpo puede comunicarse conmigo por me-dio de mi energía, mi piel y sobre todo mi moco cervical. Gracias al método sintotérmico he podido evitar embarazos con toda certeza, mi ciclo es regular a su forma, de 30 o 34 días, y depen-diendo de mi estado emocional se retrasa o adelanta mi ovula-ción. Tengo cinco días libres de secreción vaginal después de mi menstruación, al día seis empieza a presentarse el primer moco del ciclo, va de blanco opaco a transparente y la textura es de lí-quido a viscoso tipo clara de huevo. Este último es el moco más fértil y es el ambiente perfecto para los espermatozoides. Si ves cualquier tipo de moco cervical, puedes y estás en tu ventana fér-til. Cuando veo el moco más elástico y transparente sé que estoy en mi fase fértil, compruebo ovulación con la regla sintotérmica que mide temperatura y pasan alrededor de cuatro días para ver la decadencia del moco, empieza a regresar a su forma inicial y pierde hidratación, haciéndose como tipo engrudo (fase lútea) acompañado de dolor de senos, hinchazón y cansancio. Cuando el moco se seca por completo pasan tres días y llega mi mens-truación. Al principio introducía mis dedos para tocar mi cérvix y estar cien por ciento segura de su posición, pero al cabo de varios ciclos ya no es necesario para mí. Mi moco cervical y mi tempe-ratura son suficientes para reconocer mi fertilidad al instante, además de que físicamente son muy evidentes mis niveles de energía en cada fase.

Para aprender a usar el método sintotérmico, aplicar la regla sintotérmica e interpretar el examen de papel (moco cervical) de forma efectiva hay que estudiarlo. Como todo y para todo se necesita tiempo y ganas. Yo tomé el curso de método sinto-térmico con Elena Sofía Zambrano, una excelente educadora certificada de este método, el curso duró seis semanas y lo hice online. Si puedes tomar el curso con ella, hazlo. Elena tiene una manera de explicarlo y de hacerte sentir acompañada, empoderando tu proceso. Elena me llevó al límite del amor perdido por mi ciclo debido a la falta de información, y de la responsabilidad que significa entenderlo y amarlo desde un lugar compasivo. Es increíble que esto no se enseñe en la escuela o en cualquier clase de sexualidad. Aprender método sintotérmico y practicarlo es la mejor inversión que he hecho en mí. Es importante que tomes el curso con una educadora certificada, pues aprender a interpretar y aplicar sus reglas es crucial para su efectividad. Todo lo que acabas de leer es parte de lo que aprendí en este curso. El método sintotérmico me ha hecho sentirme soberana, me ha enseñado todo de mi ciclo menstrual y es la base científica que actúa como una columna vertebral en todas mis prácticas alrededor de siembra menstrual y lunar.

Si te interesa más este tema, te dejo aquí un enlace, correo e Instagram para información precisa:

www.metodosintotermico.com
elena.sofia@metodosintotermico.com
https://www.instagram.com/sintotermicasenred/
https://www.instagram.com/metodosintotermico/

Dismorfia corporal y desórdenes alimenticios

isclaimer: si tienes un desorden alimenticio, este capítulo te va a detonar muchas emociones. Aquí puedes pedir ayuda:

https://www.cedaonline.com/
https://rogersbh.org/es
https://raquel-lobaton.com/grupo-de-apoyo/
https://www.elpradopsicologos.es/ansiedad/dismorfofobia/
http://fundacionellenwest.org/

Desde que tengo consciencia de mi cuerpo he sabido que como me siento no necesariamente es como me veo y que lo que pienso de mi cuerpo y mi apariencia física es una historia distinta. Crecí odiando mi cuerpo, en especial mis piernas. Crecí avergonzada de mis caderas, y todos los problemas emocionales que he tenido en mi vida han estado ligados a la comida de alguna forma u otra. Durante mis años veinte tuve cuadros obsesivos de cómo era el reflejo de mi cuerpo en ventanas, espejos y cristales, estaba muy obsesionada con mi peso, y mi reflejo es a lo que al día de hoy le he tenido más miedo en la vida. Evitaba a toda costa tomarme fotografías porque ver mi forma y apariencia tan diferente a la imagen mental que tenía de mi apariencia en ese momento me causaba un conflicto emocional tan grande que paralizaba mi vida. Imagínate verte al espejo y auténticamente no saber cómo te ves. A veces me veía muy delgada, otras me veía regordeta, otras tantas alta y muchas más me veía ancha. Y eso podía ser el mismo día. No podía confiar en la percepción y en lo que mi cerebro me decía que era la proporción de mi cuerpo. Y si a eso le añades que la gente tiende a comentar de nuestros cuerpos como algo común, ¡peor! Había días en que me despertaba para ir a la universidad, me alistaba, me veía al espejo delgada, pero al llegar a clase algún maestro o conocido me decía lo opuesto. Iba al baño y me frustraba horrible porque realmente no sabía distinguir el tamaño de mi cuerpo o, mejor dicho, la proporción "normal" o "correcta" que debía tener. Me perdí eventos, clases, citas y hasta reprobé dos materias por este problema.

Estimulada por estándares de belleza de los años dos mil, donde ponerte pantalones a la cadera con tops abiertos de un botón, con la tanga de fuera (mega *cringe*, pero *this thing is back*) y donde cuerpos de abdomen plano y sin caderas era lo más *trendy*, con sueños de ser actriz, perseguía ser delgada a cualquier precio porque era "lo que tenías que hacer". Cuando escuchaba cosas como: "Te quedaste con el papel, pero baja de peso", o "Vas a obtener ese papel cuando peses 50 kg", "Estás muy bonita, pero si bajas de peso puedes ser la protagonista", "Con tu perfil sólo puedes ser la mejor amiga, baja de peso" (cuando recibía estos comentarios pesaba 58 kg), y sólo atestiguar que el éxito de mujeres en mi industria estuviera intrínsecamente conectado a su peso, cuerpo y raza, hizo que mi salud mental se afectara. Nunca escuché cosas como: "Qué buena actriz eres", o "Cantas increíble", o "Qué valiente", no. La mayoría de los cumplidos que he recibido alrededor de mi carrera han estado conectados de alguna forma a mi cuerpo. Me han dicho desde el típico: "Qué bonitos ojos tienes" hasta "Tu culo es tu mejor talento". Desde los 16 años, que fue cuando empecé a trabajar, he estado obsesionada con la apariencia de mi cuerpo, con cómo se ve en este momento, para "mantenerlo" a lo que los trabajos demanden. Un tiempo me medía para que la cinta me dijera la verdad, porque no confiaba en mi reflejo en el espejo; pesarme ya no hacía la diferencia. Y alguna vez firmé un contrato que tenía una cláusula alrededor del peso, donde me comprometía a mantenerme en 53 kg. Los ocho meses más terroríficos de mi vida en ese aspecto.

Mi mamá se relacionó conmigo a través de la forma de mi cuerpo desde que era niña, mi papá también hizo comentarios a favor de mi cuerpo según sus estándares de belleza y ambos fueron testigos de mi forma de comer compulsivamente desde mi niñez. Hubo mucha autoridad alrededor de mis porciones cuando entré en un periodo de obesidad durante mis *teens*, me llevaron con un doctor homeópata y eso evitó que desarrollara obesidad mórbida. Mis padres tienen cuerpos sanos, pero en algún punto de sus vidas también se sometieron a la cultura de las dietas y al deseo activo de cambiar su propia forma.

Yo he estado obsesionada con la forma de mi cuerpo desde que tengo uso de razón. Tengo el abdomen bajo firme porque he practicado sumirlo desde los ocho años. No sé distinguir si me veo gorda o delgada. Generalmente cuando me alisto para ir a algún evento tengo la sensación de que la proporción de mi cuerpo mientras me arreglo no se parece en nada a cuando veo fotos de mí en dicho evento, o cuando me veo en IG *stories* de los demás. Tengo miedo de mi reflejo porque muchas veces me hace sentir que no puedo confiar en mi cerebro. Es la frustración más intensa con la que lidio todos los días.

Tú podrías pensar que es una estupidez que no te puedas "controlar" para comer mucho, o que te "obligues" a no comer nada, que no puedas verte al espejo y ver tu reflejo sin juicio, que analices ir a eventos basándote en tu peso, que te premies cuando adelgazas, que te condenes cuando subes de peso, que tu valor personal esté conectado a la talla de tus jeans, que tengas miedo/terror a la gordura. Que evites las fotos o te pongas atrás de alguien para tapar tu cuerpo, que el 80% de la energía que tienes a diario esté destinada a "organizar" cuándo comes, cómo, las porciones, las calorías, la actividad física y tu ingesta de agua. Que cuentes tus pasos, que constantemente veas el calorímetro de tu reloj digital para ver cuántas calorías quemaste y sólo te permitas comer menos de lo que quemaste, contar los vasos de agua que tomas, que te peses a diario, que leas etiquetas para contar carbohidratos, que te prives de comerlos, que siempre haya una "dieta" que estás probando o estés en una, tener culpa por comer, tener culpa por no hacerlo, avergonzarte de no tener "autocontrol", antes de dormir pensar en todo lo que comiste en el día y no saber si fue mucho o poco, tenerle miedo a la comida. Podrás pensar que todo eso es una estupidez, pero la realidad es que ésta es la mentalidad de una mujer que vive con un desorden de la conducta alimentaria y una condición mental. Es una tortura.

Pasé casi 15 años sin saber que lo que tengo es una condición mental. Se llama *Body Dysmorphic Disorder* (BDD). **La dismorfia corporal es una enfermedad mental que involucra un enfoque obsesivo en un defecto percibido en la apariencia.** El defecto puede ser menor o imaginario, pero la persona puede pasar horas al día tratando de arreglarlo. Quienes viven con este trastorno examinan con frecuencia su apariencia en un espejo, la comparan con la de los demás y evitan situaciones sociales o fotografías, también pueden probar muchos procedimientos cosméticos o hacer ejercicio en exceso. Se puede tratar con asesoramiento profesional como terapia y con medicamentos antidepresivos, pero no tiene cura.

Yo vivo con una combinación de BDD y un desorden alimenticio que se llama *binge eating* o atracones de comida. Mantenerme en estados completamente rígidos de alimentación durante ciertas temporadas ha hecho que cuando paso la "meta" mi mente se revela y mi cuerpo es capaz de comerse el refri entero, como para compensar haber estado tan limitada. Después del momentazo de comer muchísimo me viene un cuadro de culpa terrible y remato con tres horas de cardio o gym intenso.

Es un círculo vicioso que ha deteriorado mi cuerpo físico, mi sistema digestivo, mi salud mental y mi estado emocional. Y a medida que ha pasado el tiempo me he hecho más consciente de que una condición, enfermedad o diagnóstico suele ser muchas veces con lo que nos identificamos. Decimos cosas como: "Soy diabética", "Soy hipertensa", "Sufro de", "Yo no puedo porque..." y con ello cedemos una vez más nuestra identidad y nuestro poder a alguna condición. Si bien yo sé que mi mente tiene tendencias a la dismorfia corporal y que mi manera de procesar muchos caminos emocionales es a través de la comida, no suelo identificarme con esas dos "verdades", simplemente considero que son cosas que hago o la forma en la que mi cuerpo se acopla para sobrevivir. Lo que me pasa y los síntomas que experimento no tienen nada que ver con lo que soy. Tengo muy claro que yo no soy *binge eating* o que yo no soy dismorfia corporal, y si buscas en Wikipedia y Google te aseguro que mi foto no sale junto a la definición de esas condiciones, ¿por qué tendría que identificarme con ellas?

La única forma de llegar a esta conclusión y de llenarme de herramientas para sobrellevar mi vida con mis capacidades mentales ha sido por medio de tres cosas:

1. **Terapia.** Entender cuáles son las heridas, malentendidos o traumas que tengo alrededor de la nutrición, del amor y valor personal. Descubrir y descifrar lo que siempre hago, mis conductas/patrones, y qué es el detonante que me lleva a actuar de tal manera cuando tengo los cuadros de *binge eating* muy agudizados. Ir a terapia es lo único que me ha dado más de lo que he gastado. He ido a *muchas* terapias y de muchos tipos, las que más me han funcionado son las que tienen una visión más holística, pero en general cognitivo-conductual, humanista, sistémica, corporal-somática, existencial y/o hipnosis son las que recomiendo. Con la que he pasado más tiempo es con la cognitiva-conductual, porque es la que más ha habitado mis patrones nocivos de autodestrucción con comida.

   La terapia también debe ir acompañada de movimiento corporal, ya que muchas emociones están atadas al cuerpo físico y necesitan una válvula de escape a través del movimiento. Si buscas terapias que den ambas o que sean una combinación, ten presente que son las que ofrecen un avance más grande y un autoconocimiento más profundo. Yo entrené técnicas de yoga restaurativo y vinyasa mientras iba a terapia todas las semanas y me funcionó.

2. **Educación del desorden alimenticio**. Leer, informarte y saber de los síntomas que tienes y cómo se llama el desorden que experimentas es crucial para *entender* físicamente qué le pasa a tu cuerpo y a tu cerebro. Saber el nombre, los síntomas,

cuántas personas en el mundo lo han tenido o lo padecen, reconocer los efectos que tiene en tu cuerpo y ver si hay cura es crucial para aprender a vivir con él, y en caso de que sea incurable, puedes empezar tu camino de aceptación y alivio.

Yo inicié leyendo un poco del tema cuando una mujer en un taller de una obra de teatro experimental platicó su experiencia con dismorfia corporal y las cosas de las cuales tenía que estar alerta antes de salir de su casa. Desde que supe que a alguien también le pasaba me sentí superidentificada, y lejos de darme pena me llenó de bríos para sanarme, y cuando me enteré de que no tenía cura fue horrible pero al mismo tiempo eso me llevó a conocer otras mujeres que vivían con esto, y se creó algo muy bonito. Empecé a asistir a un círculo de mujeres que hablaban de desórdenes alimenticios, éramos unas 25 que nos juntábamos cada martes a hablar de comida y de falta de amor por nuestros cuerpos. Loli, una compañera, nos guiaba en su patio y éramos un conjunto de comedoras compulsivas, anoréxicas, bulímicas, vigoréxicas y ARFID's (Avoidant/Restrictive Food Intake Disorder o Trastorno por Evitación y Restricción en la Ingesta de Alimentos). En este grupo aprendí de casi todos los desórdenes alimenticios que existen, no tanto de sus variables científicas, pero sí de cómo se sienten las personas que los padecen. Supe que la mayoría empieza por la dismorfia corporal y que todos se basan en una falta de aprecio personal detonado por un desorden químico del cerebro. A nivel físico todos tienen una desconexión total con la comida y el cuerpo y todos tienen cura, excepto lo que los detona: la dismorfia corporal. Cuando recibí esta información, fue superduro, yo no quería tomar antidepresivos como la mayoría de las mujeres que acudían a estos círculos, en parte porque mi condición no pedía con urgencia que fuera tratada de ese modo, pues la "no cura" también me daba la posibilidad de explorar acompañamientos que prometieran una vida más digna viviendo con el trastorno, que simplemente intentar curarlo. Sentí mucho miedo, pero cuando me di cuenta de que *todas* las mujeres que estábamos en ese círculo, tomáramos o no antidepresivos, estábamos en el camino hacia sanarnos y aceptar nuestra realidad, ser consciente me hizo sentir parte de todo.

3. **Conexión espiritual.** Muchos de los patrones de autodestrucción están ligados a la falta de pertenencia. La sensación de sentirte parte de algo es lo que produce que tus acciones estén destinadas a ciertos objetivos y valores. Querer hacer un cambio en tu apariencia física generalmente es por complacer a algo físico y externo: desde tu propio espejo, hasta un círculo social con unos estándares físicos impuestos por alguien más. La vida espiritual te conecta a todo aquello que no puedes ver pero sí sentir; crear conexiones de sensaciones es activar tu vida espiritual, y si los que vivimos con una condición mental buscamos la sensación por encima de la experiencia física es mucho más fácil acceder a la vida espiritual y no distraernos con el cuerpo físico.

Saber que la dismorfia corporal no tiene cura ha sido, en mi experiencia, el mejor remedio, pues me dio la oportunidad de hacerme responsable y buscar cualquier alternativa para poder "sobrellevarlo" sin intentar cambiarlo, sino aceptarlo; ello me liberó de la "necesidad" de querer sanarme, me activó a buscar manutención y no información para "sanarme/curarme". Ha sido el mejor aliado para mí, hizo que regresara el poder hacia mi actitud, mis recursos y mi disciplina para mantenerme balanceada y no cedí la "cura" a una pastilla, un doctor, un tratamiento estrella que, de no funcionar, me dejaría totalmente devastada.

Gracias a la dismorfia corporal encontré información acerca de la relación con el cuerpo y la nutrición, con ello creé una concatenación de estímulos que me llevaron a conocer de la Tríada Materna y fomentaron mi relación con la Madre Cósmica. Vino también mi propia observación y amor incondicional por mi madre biológica y el agradecimiento a mi propio cuerpo por mantenerme viva pese a las circunstancias.

La conexión espiritual ejercida sobre la "no cura", o "no tengo el control", ha sido lo que me ha regresado la confianza, que se basa en "no saber, para seguir experimentando", y ese camino es lo que ha generado que mi dismorfia corporal no distorsione mi vida en general.

Una conexión espiritual dentro de un cuadro religioso puede significar algo para alguien y lo completamente opuesto para otra persona. Religión, fe, Dios, naturaleza, universo, Iglesia o poder supremo no son lo mismo que conexión espiritual, pues ésta es una experiencia íntima personal ejercida. Lo que sí es lo mismo en todos esos conceptos es la *sensación* de "pertenencia" por encima de tu apariencia física. Y eso, amiga linda, sí te da un cambio de perspectiva si tienes un desorden de la conducta alimentaria. La conexión espiritual por medio de la Tríada Materna es lo que me ha ayudado a mantener mi dismorfia corporal como aliada y maestra. Junto con eso vino el autoconocimiento de mi ciclo menstrual y las líneas de nutrición que acompañan las diferentes fases, entonces en mi gran totalidad de conexión espiritual pude concretar sensaciones que se alinean a valores personales con acciones concretas sobre un ancla que es mi ciclo menstrual. Y eso es lo único que me ha ayudado a observar cuando la dismorfia corporal me embarga y a mantenerla al margen si estoy inmersa en mi propio amor corporal.

Puedo pedir ayuda cuando no lo estoy logrando y también puedo sentirme orgullosa si va estable la cosa. Lo que más se ha fortalecido con esto ha sido mi confianza personal y sentir que el lugar a donde realmente pertenezco es conmigo, con mi conexión espiritual. A mí me funciona decir Dios, pero puedes llamarle a la energía de tu vida espiritual como tenga más sentido para ti. Mis valores son la fe y la creatividad y así opero en mi vida, con mucho valor por mí, por mis pensamientos, por mis sensaciones/emociones y rezo por coherencia en mis acciones. Mucho amor por todo lo que día a día hago por mí, y mucho amor para compartirme con mi entorno completa y responsable de mí.

Nuestro deber ser es "existir", eso es lo que debemos hacer/ser. Existir. Y hacerlo sin juicio es uno de los grandes aprendizajes de este mundo. Si lo quieres ver en términos prácticos, imagina que la densidad de nuestros cuerpos y todo lo físico que ves en tu entorno ocupa nada más el 1% de lo que existe en esta dimensión. El otro 99% es lo que podemos sentir es nuestra capacidad de conexión espiritual, nuestra energía. Elige estar mentalmente en el 99% porque ahí es donde todo se crea, lo que tiene posibilidad de ser. Si hay algo que ya existe y no te gusta, no habites en él. Si habitas en el 99% y piensas en cómo se siente, puedes crear algo nuevo, completamente fuera de lo que alguna vez pudiste imaginar. **La magia sucede cuando logras ver aquello que parecía no gustarte sin juicio y se presenta ante ti como realmente es.** Cuando no te identificas más con eso, puedes permanecer neutral, que también es un estado activo, la posibilidad de que todo se presente como es y no como somos nosotros. Es la decisión consciente física de no dedicarle emoción, pensamiento o acción a alguna circunstancia, estado o momento.

La neutralidad es la muerte del ego y el nacimiento de la verdadera libertad.

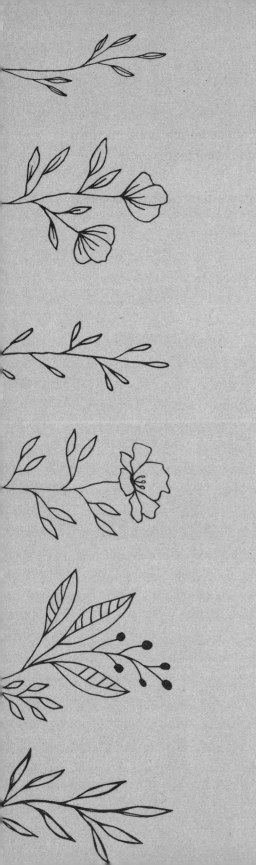

Seed cycling y otros consejos sobre nutrición

L a base de un ciclo sano es un balance hormonal. Todas las mujeres vivimos un desbalance hormonal en algún punto de nuestra vida; cada vez que avanzamos en la escala del desarrollo femenino hay un nuevo ajuste y ese "desbalance" provoca diferentes síntomas físicos y mentales, hasta que encuentra su nuevo balance. Si tú eres una mujer que ha tenido muchos desajustes hormonales, periodos irregulares, cuadros de estrés muy grandes, tuviste o tienes un desorden alimenticio, llevas años a "dieta", tienes miedo a menstruar por el dolor, has estado medicada por mucho tiempo o tomas anticonceptivos para "evitar" ciclos dolorosos o "regular" tu periodo, esta información es para ti.

Para tener un balance hormonal se necesita conocer tus fases y nutrir tu cuerpo en cada una.

Las hormonas que producimos en nuestro ciclo son cruciales para nuestra salud. Ellas son las encargadas de darte el *boost* de energía al inicio del ciclo, el brillo de tu cabello, el magnetismo durante tu fase fértil y hasta el *detox* durante tu menstruación. La presencia o ausencia de estrógeno y progesterona en cada fase del ciclo es crucial para un buen balance hormonal, por ello te propongo hallarlo por medio del *seed cycling* o ciclo de semillas, que permite que cada mujer asista a sus fases de acuerdo con sus necesidades hormonales, esto al cabo de un tiempo lleva a un estilo de vida en armonía con nuestras hormonas.

Hay cuatro tipos de semillas que aportan un soporte nutricional en cada fase del ciclo: linaza, pepitas, semillas de girasol y sésamo. Si las incorporas durante tus fases, ya la hiciste. Es una cucharada al día. Fácil, ¿no?

A continuación, verás el cuadro que uso para organizar mi alimentación y mi movimiento corporal a lo largo del mes, según la fase menstrual y la energía de la que se dispone en cada una.

¡Si ya no tienes tu menstruación, felicidades! Llegaste al peldaño más bonito: *mujer sabia*. Aún estás ciclando, sólo que ya no hay sangre que te muestre tu purga. Cada mujer que llega a la Lunapausia/menopausia se convierte en mujer sabia, y las que seguimos menstruando continuamos en entrenamiento con nuestros ciclos que nos enseñan de amor por nuestro cuerpo. Si ya eres mujer sabia puedes usar las fases lunares como guía física, pues sigues alineada a la energía lunar que mueve tus aguas femeninas.

La menopausia se entiende como la etapa de maestría femenina. Una mujer que menstruó por 40 años tiene una pericia de su cuerpo durante su ciclo menstrual como nadie en este mundo. Consciente o inconscientemente sabe distinguir los "síntomas" de su propio ciclo y en la escala de lo que te vuelve un verdadero experto en algo, la práctica constante está en primer lugar. Ojalá puedas honrar la inteligencia corporal y emocional que posees, ojalá recojas e integres todo lo que aprendiste de estos ciclos. La mujer sabia es la mujer en su estado de excelencia. El rito de pasaje a esta siguiente fase de mujer es caótico, pero tú ya sabes que el caos es el principio. Aún no vivo este proceso y no tengo la información incorporada para hablar de este tiempo, pero me comprometo a vivirlo a consciencia para compartirlo. Por más mujeres que hablen de su menopausia, de todo lo que hicieron y probaron para cruzar dignamente el umbral de la maduración, abriéndose con amor a recibir su maestría femenina. Hecho está.

Fase	Semillas	Tipo de comida	Tipo de movimiento	Energía corporal disponible
Menstruación 3-7 días (Luna nueva)	Linaza y pepitas 1 cucharada	Alimentos ricos en nutrientes*, sobre todo en hierro para que ayude a restablecer los minerales que se pierden por medio de la sangre.	Descanso Yoga restaurativo Estirarse Flexibilidad	Energía baja Tiempo reflexivo y de ir hacia el interior.
Folicular 7-10 días (Luna creciente)	Linaza y pepitas 1 cucharada	Fermentados, ligeros y naturales. Frutas y verduras al vapor y salteadas con poco aceite.	Cardio. Se puede empezar algún ejercicio nuevo.	Energía media que va de menos a más: ¡Creativa, activa tu imaginación y planea todo tu mes!
Ovulatoria 3-4 días (Luna llena)	Sésamo y girasol 1 cucharada	Alimentos que ayuden al soporte del hígado**. Verduras cocidas o crudas.	HIIT (entrenamiento de intervalos de alta intensidad) o ejercicios de alto rendimiento físico.	Energía alta en clímax. Tiempo para socializar, ser audaz, y extrovertida.
Lútea 10-14 días (Luna menguante)	Sésamo y girasol 1 cucharada	Alimentos ricos en vitamina B, magnesio y activadores de serotonina***. Rostizar/hornear tus verduras.	Pilates, barra y cardio ligero.	Energía media que va de más a menos. Empieza a decrecer con el paso de los días hasta volverse nula a la entrada de la fase menstrual.

*Alimentos ricos en nutrientes: almendras, chirimoya, acelga verde suiza, hojas de remolacha, perejil (fresco o seco), apio seco, berro, mandarinas, arvejas verdes, cebolla verde, col morada, toronja, dientes de león, espinaca, chile en polvo, albahaca, berza/acelga, grelo o brócoli raab, col rizada, hojas de mostaza, lechuga, cilantro, chabacano, repollo, nueces, cerezas, mantequilla, frijol de carita, chícharos.

**Alimentos que ayuden al soporte del hígado: aguacate, café, aceite de oliva, nueces, carbohidratos completos, arroz salvaje, pan y pasta integral, arroz integral, avena, centeno, maíz, bulgur.

***Alimentos ricos en vitamina B, magnesio, activadores de serotonina: chocolate amargo oscuro, yogur vegetal, queso de nueces, frutos secos, piña, plátano, pimientos picantes, legumbres, amaranto, cereales integrales, cacao, avena, dátiles, ajonjolí, garbanzos, maíz, almendras.

Las semillas generalmente las incluyo en el desayuno crudas con mi café, o en *smoothies*, ensaladas y *snacks*. También hago recetas de bolitas de semillas para tener a la mano en el refri. Acá te dejo mis listas del súper para saber qué comprar cuando estás en cada fase. Yo llevo una alimentación a base de plantas, pero si comes productos de origen animal sólo añade esa proteína a tu gusto. Te recuerdo que para balancear tu sistema hormonal necesitas desintoxicar al cuerpo de "hormonas externas", *todos* los productos de origen animal tienen hormonas externas.

Fase menstrual				
Granos	**Leguminosas**	**Vegetales**	**Frutas**	**Nueces/otros**
Alforfón	Judía roja	Espinaca	Sandía	Nuez de Brasil
Arroz salvaje	(azuki)	Champiñón	Arándanos	Pepitas
Mijo	Frijol negro	Shitake	Moras	Linaza
	Tofu orgánico	Kale	Zarzamoras	Avellanas
	Edamame	Quelpo (kelp)	Uvas	Café
	Tempeh	Wakame		descafeinado
	orgánico	Kombu		Agua de coco
	Lenteja	Alga marina		Té de manzanilla,
	Frijol bayo	dulce		lavanda, menta,
		(palmaria)		hinojo y jengibre
		Raíz de bardana		Aminoácidos
		Remolacha		líquidos
				Clorofila
				Miso
				Sal marina
				Salsa tamari

Fase folicular				
Granos	**Leguminosas**	**Vegetales**	**Frutas**	**Nueces/otros**
Amaranto	Guisante de ojo	Alcachofas	Aguacate	Nuez de Brasil
Cebada	negro	Brócoli	Cerezas	Macadamia
Farro	Lenteja verde	Zanahoria	Limón	Nuez de la India
Avena	Chícharos	multicolor	Lima	Linaza
Harina de teff	Frijol mungo	Calabaza	Toronja	Pepitas
Quinoa	Frijol lima	Perejil	Naranja	Yogur de avena
Centeno	Tofu orgánico	Ruibarbo	Clementinas	Yogur de
Trigo integral	Tempeh	Alfalfa	Mandarina	almendra
	orgánico		Nectarina	Yogur de coco
			Granada	Yogur de nuez
			Ciruela	de la India,
				sabor natural
				Aceitunas
				Vegetales en
				escabeche
				Chucrut
				Vinagre

Fase ovulatoria				
Granos	**Leguminosas**	**Vegetales**	**Frutas**	**Nueces/otros**
Amaranto	Lenteja roja	Coles de	Durazno	Almendras
Maíz	Frijol mungo	Bruselas	Melón	Nueces
Quinoa	Guisantes	Espárragos	Clementinas	Pistaches
		Acelgas	Coco	Sésamo
		Achicoria	Higo	Semilla de
		Cebollín	Guayaba	girasol
		Diente de león	Kiwi	Chocolate
		Escarola	Mango	oscuro 80%
		Lechugas	Papaya	Café
		Berenjena	Maracuyá	Cardamomo
		Okra	Piña	Té de diente de
		Cebollino	Caqui	león
		Jitomate	Frambuesa	Cúrcuma
		Pimientos	Fresa	

Fase lútea				
Granos	**Leguminosas**	**Vegetales**	**Frutas**	**Nueces /otros**
Arroz integral	Garbanzo	Coles de Bruselas	Manzana	Cacahuates
Mijo	Frijol cannellini	Coliflor	Plátano	Piñones
	Frijol grande	Col	Dátiles	Nuez
		Apio	Yaca	Hickory
		Cilantro	Durazno	Sésamo
		Berza verde	Pera	Semillas
		Jícama	Caqui	de girasol
		Pepino	Pasas	Cacao
		Hojas de mostaza		Canela
		Puerro		Té de regaliz
		Cebolla		Té de hinojo
		Ajo		Menta
		Jengibre		Hierbabuena
		Chirivía		Espirulina
		Yuca		
		Papa dulce		
		Rábano		
		Calabaza dulce		
		Calabaza *squash*		
		Chayote		
		Berro		
		Papa		

Todos los productos de soya que consumas *deben* ser orgánicos. Los alimentos de soya como el tofu, tempeh, edamame, miso y leche de soya pueden reducir el riesgo de cáncer de seno debido a que las isoflavonas en la soya pueden actuar como el estrógeno en el cuerpo. Los alimentos que tienen una relación directa con las hormonas deben ser libres de pesticidas y químicos que eviten alterar su composición biológica. Los alimentos a base de soya constituyen fuentes excelentes de proteína, sobre todo cuando reemplazan a otros alimentos tales como grasas animales y carnes rojas o procesadas; también han sido relacionados con tasas más bajas de cardiopatías e incluso pueden ayudar a reducir el colesterol. (American Cancer Society)

Suplementos y multivitamínicos

Después de conocer los alimentos que van mejor con el organismo, que dan soporte a nuestro ciclo menstrual y, además de generar una dieta sana, contribuyen a mejorar el estilo de vida a consciencia, hablemos de ese apoyo extra que también necesitamos: los suplementos y multivitamínicos. Sabemos que nada suple los alimentos en su estado natural, pero al no tener acceso a comida sin pesticidas y cien por ciento orgánica recomiendo tomar un suplemento. Te recuerdo que siempre que empieces a tomar algo, investigues antes de tomar una decisión, ya que cualquiera de ellos pasa por procesos químicos para llegar a su máxima eficacia. También existen estudios que te puedes hacer para ver cómo estás y tus niveles en general. Checa la etiqueta de tu multivitamínico, porque lo más seguro es que ya estés consumiendo algo de esta lista.

- Vitamina D
- Probióticos
- Omega 3
- Vitamina B_{12} (sobre todo si llevas una alimentación a base de plantas)
- Soporte de glándulas suprarrenales B_5 o ácido pantoténico
- Enzimas digestivas
- Magnesio citrato
- Activo complejo B
- Vitamina C
- DIM (Diindolilmetano)

- Soporte de tiroides: yodo, selenio, zinc y cobre
- Maca
- Cordyceps
- Resveratrol
- *Superfoods* (*blends* o en estado natural)

Ahora que has recibido toda esta información sobre qué puedes comer en cada fase ya no hay excusa. Aquí la cosa es tratar de incorporar todos estos alimentos durante todo tu ciclo y ponerte creativa. Algunas veces los puedes incorporar asados, hervidos, horneados o crudos. Si nunca has probado alguno de ellos, te recomiendo que los comas hervidos solitos, para que tu paladar aprenda a reconocer el sabor. Comparto muchas recetas en mi Instagram de lo que me preparo todos los días.

El sistema digestivo durante el ciclo menstrual

En nuestro tubo digestivo hay células receptoras de hormonas, cada vez que estamos por entrar a nuestro periodo el sistema digestivo también recibe la señal de desecho. Además de las hormonas también se produce una gran cantidad de prostaglandinas capaces de penetrar en el músculo que cubre los intestinos, lo que provoca que éstos se contraigan y se vacíen con facilidad. Los síntomas digestivos tienden a intensificarse unos días previos a la menstruación. Algunas mujeres se estriñen y a otras les da diarrea, un 73% de las mujeres presenta al menos uno de estos síntomas gastrointestinales previos o durante su menstruación. La diarrea es lo más común; para tratarla sigue estas recomendaciones:

- ◎ Hidratarte para aliviar distención abdominal (toma los tés sugeridos en el cuadro de fase lútea)
- ◎ Comer alimentos altos en fibra
- ◎ Consumir alimentos ricos en calcio, magnesio y vitamina B$_6$
- ◎ Evitar la cafeína
- ◎ Reducir el consumo de azúcar refinada, alcohol y sal
- ◎ Descansar

Si empiezas a incluir alimentos que se alineen a las fases, al cabo de tres ciclos puedes sanar la diarrea menstrual. Lo más importante es mantenerte hidratada, no consumir irritantes y comer carbohidratos complejos para subir tu ingesta de fibra, por eso te recomiendo que durante tu fase lútea/premenstrual no hagas dietas tipo keto (sin carbohidratos).

Los pechos: la entrada a nuestro campo sutil femenino

Los senos son algo fascinante. A mí me parece lo más bonito del cuerpo femenino. ¿Alguna vez te has hecho un masaje de pechos? Los pechos son la entrada a nuestro campo sutil femenino, se encuentran situados en el cuarto chakra, que es el punto energético del corazón, y están relacionados con la capacidad de nutrir y dar. Los pechos son portales hacia tu feminidad. Conocerlos, tocarlos, masajearlos, amarlos y sentirlos es la entrada a ser mujer. Pero... ¿por qué estamos tan desconectadas del poder de nuestros senos?

Te quiero contar esta historia de amor. La historia de Shiva y Shakti, los amantes inseparables:

Shiva era un dios que se encontraba dormido en lo más alto del espacio y Shakti era una diosa que también se encontraba dormida, pero en la sombra y penumbra de lo más bajo del espacio.

Un ensordecedor ruido hizo que Shakti despertara, y al ver todo oscuro notó a lo lejos y hacia arriba una luz intensa. Cuando intentó subir hacia ella se dio cuenta de que su forma y estado le impedían llegar a ella, intentó brincar, volar, usar los árboles y saltar entre nubes, pero no lo lograba, así que decidió tomar la forma de serpiente para poder deslizarse con agilidad hacia la luz. En cuanto tomó la forma de serpiente, seis escalones aparecieron y éstos llegaban directo a la luz. Shakti, en forma de serpiente, se deslizó por ellos uno a uno. En cada escalón fue adquiriendo diferentes dones que a su vez cambiaban el color de su piel. Cuando llegó al final del sexto, la luz la deslumbró y por primera vez vio que esa luz era una flor de loto. La flor de loto más bella que ha existido, con mil pétalos brillantes. Shakti nunca había visto una flor de loto y quedó completamente enamorada de ella.

Quiso acercarse con sigilo para percibir su aroma, pero al darle la vuelta encontró a un dios azul dormido sobre ella. La flor era la cama de Shiva. El tercer ojo de Shiva se abrió y Shakti de inmediato sintió amor por él, pero le daba miedo despertarlo. Shakti quiso presentarse, pero se dio cuenta de que su forma de serpiente podría hacer que el dios se sintiera amenazado y la matara. Shiva seguía dormido pero su tercer ojo notó la presencia de esta serpiente.

Shakti trataba de acercarse, pero no encontraba la manera de regresar a ser diosa mujer, lo único que recordaba era bailar. Empezó a bailar y accediendo a los dones que obtuvo en el recorrido hacia la flor, creó una danza de amor para conocer a Shiva, y con cada movimiento se iba convirtiendo en diosa mujer mientras desaparecía su estado de serpiente. Shiva, que ya se encontraba despierto con su tercer ojo, vio la transformación de Shakti y cuando por fin se convirtió en diosa mujer, sus miradas se encontraron. El color de Shiva se transformó en el azul intenso del cielo y el mar. Shiva quedó enamorado con la danza de Shakti.

Shakti arraigó su amor por Shiva cuando vio encenderse el color azul de su cuerpo y el magnetismo de Shiva la atrajo a él. En cuanto sus cuerpos se tocaron se fundieron en un solo ser. Mitad Shiva y mitad Shakti. Se creó la Boda Mística del andrógino y decidieron nunca más separarse.

Shakti trajo la creación y el cambio y Shiva la percepción y la consciencia existiendo en una unión inseparable para siempre.

La moraleja de esta historia es que sólo a través de la creación y el cambio llegaremos a la consciencia, y únicamente a través de la experiencia llegaremos a nuestra esencia. A través de Shakti se llega a Shiva. Es la unión de nuestros dos polos. Sólo a través de nuestra propia boda interna de creación y consciencia es que estamos completas. Es la polaridad vía la unidad. Esta boda es la "boda mística" del amor propio. Cuerpo y Espíritu. Cambio y Consciencia.

Esta historia también habla mucho del despertar de la consciencia y de la energía kundalini que viaja por nuestra columna desde el sacro hasta la coronilla, balanceando todos los centros energéticos del cuerpo (chakras). Hay muchas interpretaciones de esta historia de amor, lo que es igual en todas ellas es que una vez que se conocen y están despiertos Shiva y Shakti se vuelven inseparables.

Shakti representa nuestra energía creativa y Shiva nuestro poder de percepción y estado consciente. La energía femenina es nuestro poder vital para crear algo, cambiarlo, transformarlo y darle vida. Y nuestra entrada a nutrir esa energía femenina desde nuestro cuerpo físico está en *los pechos*.

En nuestro cuerpo físico existen los dos polos magnéticos: negativo y positivo, necesitas ambos para encender y/o crear energía. El positivo es el que da y el negativo es el que recibe. Lo que es muy notorio es la circulación de la energía sobre estos polos en nuestro cuerpo, desde dónde activamos qué y cuál es el polo que está más desarrollado. En un campo ideal se necesitan los dos al mismo tiempo para encender la energía vital con balance. En las mujeres, el polo positivo se encuentra en los pechos y el negativo en los genitales. En el hombre, el polo negativo se encuentra en el pecho y el polo positivo en los genitales.

Por lo general tenemos a los pechos muy abandonados, pues como la vagina reacciona físicamente al placer lubricándose, tendemos a notarla más, pero en realidad los pechos son la entrada a que la vagina pueda mantenerse receptiva, sólo que ellos tienen otra temperatura y tardan más en abrirse. La energía positiva debe ser elevada desde el pecho y los pezones, aquí se crea una vibración que manda la resonancia para que, al recibir una estimulación en el clítoris, las membranas estén más receptivas. Si una mujer comienza estimulando sus senos o es estimulada en los senos se entrega de forma más abierta y sensible al sexo. Cuando la energía se despierta desde los senos, la mujer se abre mucho más profundo a recibir. Las temperaturas de ambos polos son distintas, y por eso tarda un tiempo específico en llegar a encender la energía vital sexual en su totalidad.

Pero si solamente estimulamos nuestros senos durante el *foreplay* o antes de tener sexo es probable que estemos desconectadas con el poder que tienen sobre nuestras demás actividades. Y lo más triste es que hay mujeres cuyos senos sólo son estimulados por alguien más y no por ellas mismas. Si los senos nos permiten abrirnos físicamente a la procreación, es decir, a tener una penetración sin dolor y placentera para engendrar vida, ¡imagínate el poder que tienen sobre nuestra energía interna!

Es por eso por lo que te propongo dos cosas:

a) Masajea tus pechos por placer

Solamente por eso. Toca tus senos con frecuencia, cuando te bañes, cuando te vistas, cuando te pongas crema. Tócalos. Estimúlalos. No nada más te ayuda a detectar alguna anomalía para prevenir cáncer de mama, sino que te conectará con el placer. Tocar tus senos es recordarte que tienes la capacidad de nutrir todo. Date la oportunidad de tener una práctica para el placer. Cuando estimulas tus senos, tu vagina se activa y por ende buscará expresar la energía vital que se está encendiendo. Masturbarte como una práctica de amor propio te va a dar los orgasmos más intensos que has sentido, porque es el único espacio donde te puedes dar el tiempo que necesitas para llegar al clímax y también te vas a tocar como te gusta, donde y con el ritmo que te gusta. Experimentar la unión de mis polos opuestos (pechos y vagina) a consciencia me dio la oportunidad de expandirme más allá del cuerpo físico, toqué estados orgásmicos de éxtasis donde la dimensión del tiempo se disuelve y me siento unida al universo.

Masturbarte te va a dar las herramientas para una vida sexual sana y real. También te muestra qué necesita tu cuerpo para sentirse seguro; cuánto tiempo tardan tus pechos en activar tu vagina, y qué tanto tiempo le debes dedicar al placer como una práctica de cuidado personal. Estos orgasmos propios son los que te ayudan a comunicar con tus encuentros sexuales en pareja qué es exactamente lo que necesitas y cómo te gusta que te lo den. Yo no puedo sugerir cómo, cuándo o con qué masturbarte, solamente te puedo decir que si no estás teniendo más de veinte orgasmos al mes, necesitas empezar a hacerlo.

Existen muchas prácticas de sanación a través del orgasmo, desde detenerlo y soltarlo a través de la respiración (práctica tántrica) hasta sentirlo en múltiples ocasiones. En cualquiera de ellas los pechos juegan el papel más importante. La que yo practico es una de 21 días. Orgasmos por 21 días seguidos y descansas 10. Y así durante tres meses. En cada orgasmo vas sanando algún dolor o emoción que no se entiende o no puedes dejar ir. Funciona muy bien.

b) Masajea tus pechos para abrir tu corazón

¿Qué pasaría si tuvieras una práctica de encender tu polo magnético positivo (tus pechos) para llevar días más placenteros, jornadas de trabajo más receptivas, conversaciones más compasivas y experiencias más abiertas? ¿Lo harías? Yo creo que sí. Un corazón abierto permite una vida neutral.

Masajear tus pechos durante tu fase folicular y ovulatoria es una de las formas más sostenibles de mantenerte receptiva y en armonía emocionalmente. Los pechos se encuentran a nivel del cuarto chakra, el corazón. Aquí se guarda toda la información sutil de cómo nos sentimos y el flujo de nuestras emociones. Cuando una mujer está en sintonía con sus pechos, puede activar su vitalidad y ayudarle al corazón a transformar todo aquello que emocionalmente está estancado y liberarlo. Si te acostumbras a masajear tus pechos, estos te ayudarán a pararte en un estado más neutral y auténtico en todas las áreas de tu vida, para que cuando haya dificultades, tú NO te las lleves al pecho, *ja, ja, ja.*

No te recomiendo masajearlos hacia el final de la fase lútea y durante tu menstruación porque probablemente estarán vulnerables e indispuestos. Yo en ocasiones los he masajeado en fase lútea porque los orgasmos durante el periodo premenstrual son muy efectivos para ayudarte a dormir y a relajar los músculos de la pelvis. Tú puedes preguntarles a tus pechos si están dispuestos para un masajito o no en esa fase.

Cuando tienes un pecho abierto y receptivo, la energía de dar y recibir está balanceada y cosas como acceder a hacer labores de la casa, favores con familia, tener conversaciones intensas, actividades de tu trabajo o simplemente dar tu tiempo para algo se filtran a través de tu corazón y **es mucho más fácil poder decir no cuando auténticamente no *puedes* hacerlo y decir sí cuando en**

realidad *quieres* **hacerlo.** Cuando tomas esas decisiones no hay un velo emocional, es decir, **no hay culpa cuando dices no, y no hay ira cuando dices sí.** Cuando el cuarto chakra está abierto se crea la *neutralidad*, este centro energético es capaz de neutralizar *todas* las emociones y, al igual que tu sistema digestivo, que hace lo que tiene que hacer de forma involuntaria, el corazón transmuta las emociones de la misma manera, pero lo único que pide es que el espacio esté abierto para hacerlo. Nacemos con el corazón abierto, pero se va cerrando con el tiempo.

Lo que se aprende en la vida es a dejar el corazón siempre entreabierto, y abrirlo a consciencia cuando nos sentimos seguras. El objetivo es crear espacios seguros y habitarlos para que nuestro corazón siempre se acostumbre a permanecer abierto.

Tus senos son el centro de placer, conexión y empoderamiento. Es tu presencia femenina expresada en el cuerpo de mujer, y desde ellos puedes acceder a la sensualidad de tu cuerpo y nutrición de tu energía sexual. Activar los senos abre, por consecuencia, nuestro corazón. El corazón tiene la capacidad de transformar el dolor, y un corazón abierto y receptivo es un corazón sano. La práctica de activar tus senos te permite tener la experiencia de sentirte amada por ti y este amor es el encargado de fortalecer tu valor personal y tu creatividad. Para sentirnos amadas se necesita haber aprendido de amor. Si no tuviste la oportunidad de aprenderlo en tu núcleo familiar, lo puedes empezar a practicar contigo. Para aprender a amarnos necesitamos escucharnos y mantener abierto un diálogo profundo con nuestro corazón. Un corazón cerrado no puede expresarte sus necesidades.

Si tuviste un trauma emocional, un accidente, un abandono, una ruptura, algo que lastimó tu corazón, lo más probable es que este cuarto centro energético o chakra esté cerrado o la energía que emana gire al lado contrario y evite un flujo abierto. Cuando esto sucede se empieza a crear una especie de caparazón que recubre las membranas del corazón a través de nuestro pecho y evita que las vibraciones se expandan más allá de lo que le permiten las paredes torácicas. Síntomas como presión en el pecho, insomnio, ansiedad, arritmias, dolor precordial son algunas de las demostraciones físicas que el cuerpo manifiesta cuando este centro necesita abrirse.

Si te cuesta mucho trabajo perdonar, si eres muy severa cuando haces algo mal o cuando te equivocaste, si tiendes a no saber cuándo estás segura, si te cuesta mucho trabajo confiar, si siempre te vas por lo que dice tu mente y rara vez te permites descifrar lo que sientes, tu cuarto chakra está cerrado. Por medio de tus pechos y la práctica de tocarlos puedes, de a poco, abrir este centro y permitirte sentir para que el corazón pueda filtrar todas tus emociones y transformarlas en amor propio.

Toca tus senos, abre tu centro energético del corazón y recibe todo ese amor que con ansias estás pidiendo allá afuera.

El masaje de pechos

El masaje se acompaña de un aceite, te recomiendo de almendras o de coco fraccionado, a veces yo le pongo unas gotitas de ylang ylang o aceite de rosas que tienen propiedades específicas para activar este polo. Puedes *set the mood* con música y velitas. El movimiento debe ser de forma circular hacia afuera y hacia adentro siguiendo la circunferencia de las mamas, de manera suave y amorosa. Ten en cuenta el centro del cuerpo donde se siente el esternón, este hueso ayuda a encontrar el punto medio, por eso debes ser cuidadosa al recorrerlo, suele ser una zona sensible, estimula de arriba a abajo con presión baja y de izquierda a derecha, haciendo el símbolo de infinito. Toca sutilmente el costado de los pechos donde se sienten las costillas, esto relaja el torso. Cuando los pechos empiecen a subir su temperatura observarás que los pezones se sienten fuertes y brillantes, de a poco se llenan de sangre, crecen y se activan; una vez que el pezón está dis-

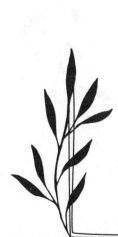

puesto y magnífico, empieza la estimulación de éste con movimientos suaves en forma circular.

Si continúas la estimulación es muy probable que en breve la vagina empiece a lubricarse y aquí tienes la oportunidad de no ir directo a tu clítoris y permanecer tocando tus pechos. Algunas mujeres logran tener orgasmos por medio de sus senos y si te das la oportunidad quizá tú seas una de ellas. Otras necesitan del polo negativo (vagina/clítoris) para llegar a uno. Tú decides qué quieres y qué necesitas.

Meditación sobre los pechos

Llevar a tu mente la imagen de tus pechos y activarlos físicamente sólo con pensar en ellos es la definición de meditar en tus pechos. Meditar sobre ellos 15 minutos antes de dormir es también parte de esta práctica de activación del polo positivo, así es como puedes acceder a ellos sin la necesidad de tocarlos. Cierra tus ojos y lleva tu intención y pensamiento al área de tu corazón y tus pechos. Puedes recordar cuando te hiciste el masaje y lo que sentiste. De a poco con tan sólo pensar en ellos, los pezones se activan y se empieza a generar una conexión con la circulación magnética de tus polos, la cual, entre consciencia y cuerpo, se fortalece con la práctica. En los pechos se encuentra nuestro polo magnético de atracción, meditar es una forma sutil de nutrirlo, observarlo y darle su espacio. Es importarte entrarle a esta meditación sin ninguna expectativa, pues las conexiones neuronales de consciencia y cuerpo se van haciendo de poco y con práctica. Visualizar una energía que asciende desde la vagina hacia los pechos y sale por los pezones es también parte de ella.

Mi ritual de pechos

Yo por lo regular abro mi corazón tocándome los senos cuando me pongo crema, después de bañarme. Tengo un espejo y me gusta mucho observar mi cuerpo desnudo; pongo música y el difusor para mí, esta práctica es como hacerme el amor. Me doy mi tiempo celebrando cada uno de mis atributos físicos, aprovecho también este tiempo para observar mis piernas y pensar algo amoroso de ellas. Toco todo mi cuerpo con los ojos cerrados y cuando toco el torso, mis senos suelen responder a la brevedad. Me gusta mucho observar cómo cambian físicamente durante la práctica, al principio están colgando naturalmente, pero a medida que empieza el masaje adquieren vitalidad, los pezones se encienden y mis senos adquieren firmeza. Mis senos responden al ser tocados, realzan su belleza y se preparan para el día; incluso cuando los músculos de mi pecho se activan mejoran mi postura. El tipo de masaje que me doy depende de mi estado de ánimo, el tiempo que

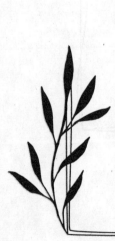

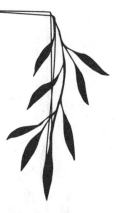

tengo y la fase menstrual en la que me encuentro. Puede ser sutil, suave si estoy en fase lútea o intenso y orgásmico si estoy en folicular o fértil. También lo practico dentro de la tina, acostada en la cama y/o sentada. El más común es saliendo de la ducha, al poner la crema corporal. Cada que me doy un masaje de senos, celebro mi boda mística.

Tu Shakti te guiará hacia el despertar de tu Shiva. Toda la experiencia que recojas explorando tu cuerpo te dará la información necesaria para activar tu consciencia femenina.

Beneficios: Desde que me doy masaje de pechos y hago la meditación, mis pechos tienen otra vitalidad y se han puesto más firmes. He dejado de usar brasier, mis pezones están brillantes y fuertes, mi postura también ha mejorado y me siento con más energía que cuando no lo practicaba. Es muy notorio el tipo de mujer que soy cuando estoy en completa sintonía con mis pechos, me siento más receptiva al estado de ánimo de mi círculo social y familiar, puedo

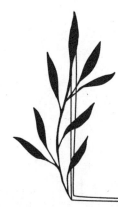

acceder más rápido a un diálogo cons-
tructivo, a ser compasiva con los demás, y poner límites me resulta sencillo
cuando estoy parada en mi neutralidad,
activada por unos pechos estimulados.
Tengo orgasmos largos, mi piso pélvico
también ha adquirido fuerza, me he re-
conocido auténticamente más bonita,
siento mucho amor por mi cuerpo y la
comunicación que tengo con él es más
sólida.

Reconociendo que soy un ser espiritual

A la descripción de una energía divina superior al plano físico le llamo: Fuente de creación, Universo, Poder Supremo y/o Dios. Tú puedes escoger el término que más te funcione.

Llevar una vida espiritual significa reconocerte como un ser humano conectado con un poder "no físico" supremo que guía y acompaña tu vida terrenal. Una vida espiritual no necesariamente es una vida religiosa, hay personas que son espirituales sin estar adscritas a una religión en particular, como las hay que engrandecen su fe por medio de una institución.

Esta oración la repito todas las mañanas. Recomiendo leerla por 21 días como parte de tu rutina matutina. Es muy poderosa y en definitiva pone el terreno fértil para días llenos de amor. Le llamo manifiesto Yo, Mujer.

Manifiesto "Yo, Mujer"

Yo soy un ser divino creado por la energía universal de la fuente de creación. Mi mundo está trenzado de amor insondable. El amor infinito existe en cada espacio, cada célula, cada tiempo y en mi respiración. El amor es mi estado natural y fluye a cada instante. Cada cosa que amo, merezco. Mi amor materializado en este plano físico es mi derecho divino. Cuando veo todo mi mundo con el filtro del amor, mi mundo se vuelve expansivo. La energía de la fuente es igual al amor y siempre que quiero acceder a su poder lo hago con un pensamiento, una sensación o una acción amorosa.

Sosteniendo la posibilidad de amarme con intensidad, permito que el canal de mi divinidad se exprese emergentemente. El flujo de la energía de la fuente universal me provee una vida próspera, alegre y plena. Ser amada es mi derecho y merezco todo aquello que me recuerda a mí. Aceptarme es recibir el amor de la fuente por medio de mí y a través de mí. Amarme incondicionalmente me convierte en la fuente elevando mi vida. Mientras más me amo, más amo a los demás y enseño al mundo cómo amar.

Sintiendo todas mis experiencias, tanto las buenas como las incómodas es la única manera en la que puedo observar mi capacidad de amar.

Mi poder más grande es "mi decisión" y mi capacidad de discernir. Yo decido todo, a dónde llevo mi energía, es mi manifiesto. Yo creo todo aquello que creo. Cuando escojo amarme por encima de todo, cambio al mundo. Mi amor cambia a todes, pues haciéndolo yo, activo en el otro la posibilidad de amarse por medio de mi propio reflejo. Amarme siempre proveerá la oportunidad de encontrar soluciones a cualquier circunstancia. Aprendiendo a ver mi mundo por medio del filtro del amor, permito que siempre perciba amor.

Mis decisiones son mi derecho divino y mi creatividad es la voz única de mi código personal. La fuente de creación celebra cada vez que tomo una decisión. Cada vez que digo sí y cada vez que digo no, hay una imprenta de mi experiencia.

Merezco dicha, placer, suministro abundante de creatividad y amor incondicional. Merezco ser amada con facilidad y merezco mantener el canal de suministro de amor abierto con sutileza, sin esfuerzo. Todo merezco por el simple hecho de existir.

Las dificultades del mundo exterior existen y existirán, pero cuando decido poner mi atención en mi corazón, mi amor propio rompe el paradigma para todes. Mis acciones crean un vínculo de amor para todes.

Todo mi sufrimiento hasta ahora ha servido para darme cuenta de lo capaz que soy de amar. Cuando he amado pese a las circunstancias, encuentro abundancia. Abundancia es otra palabra que describe al amor. El fracaso que he integrado me ha enseñado compasión y perseverancia.

Cuando mi vida está proyectada a través del amor todo se vuelve un reflejo de amor y cosas materiales como el dinero se vuelven el medio que el amor me muestra para compartir con otros. El amor interno abre caminos para la abundancia física y la riqueza espiritual.

Yo importo, y cada sensación, pensamiento, palabra y acción tiene un efecto en la red. Nunca he cometido errores, pues todo lo que he hecho hasta ahora me trajo a este preciso momento. Cada que honro el presente, todo vuelve al orden perfecto. Este presente es mi espacio seguro y el lugar donde todos los tiempos y todas las posibilidades futuras albergan.

Dar amor es proporcional a recibirlo. Permitirme recibir amor es fundamental para mantener el canal de suministro abierto. Agradecer y apreciar todo lo que soy y lo que tengo es la entrada a una vida multidimensional.

Todos los cambios que quiero son a través del placer. Cada nueva elección y nueva disciplina se activa en mí por medio del amor. El amor es la fuente constante y el dolor es sólo una sensación que entra, transmuta y se va. El amor se queda, después de que el dolor regenera.

Cada vez que una emoción o sensación se convierte en una narrativa de desempoderamiento es una señal clara de que estoy fuera de balance de lo que realmente soy: amor. Mi amor crea mi realidad. Nuevas posibilidades se abren cuando empiezo a salir de aquello que ya conozco. A veces con miedo pero con el corazón encendido. Mi divinidad es heredada, no deseada. Desde que decidí venir a este mundo esa divinidad se me otorgó, no la tengo que producir, ya lo soy. Recordar y reconocer que lo soy es conocer mi espiritualidad. Mi amor trae nueva vida. Mi destino es amar mi vida y mi misión es disfrutar mi experiencia. Merezco una vida de agradecimiento, abrazando mi valor personal como un gesto de mi divinidad en este plano. Todo lo que es vida, me responde. Todo lo que es amor, me responde. Todo lo que es mío, me responde. Así es. Hecho está.

En mi canal de YouTube encuentras el audio del manifiesto "Yo, Mujer" y más contenido digital.

Recursos y herramientas

Bibliografía

Briden, Lara. *Period Repair Manual: Natural Treatment for Better Hormones and Better Periods.* Irlanda: GreenPeak, 2017.

Brighten, Jolene. *Beyond the Pill.* EUA: HarperCollins, 2019. [Ebook].

Gray, Miranda. *Luna Roja: Los dones del ciclo menstrual.* Madrid: Gaia Ediciones, 2010.

Grigg-Spall, Holly. *Sweetening the Pill.* Reino Unido: Zero Books, 2013.

Hill, Maisie. *Period Power: Harness Your Hormones and Get Your Cycle Working For You.* Reino Unido: Green Tree, 2019.

Hill, Sarah. *This Is Your Brain on Birth Control.* Nueva York: Avery, 2019.

L'am, DeAnna. *Red Moon: Escuela de Sabiduría Femenina para Mujeres y Niñas* en https://mujerciclica.com/mujer-medicina/

Mrkich, Dana. *She Fire // She Fire Library* en Danamrkich.com. https://www.danamrkich.com/she-fire-library

Okamoto, Nadya. *Period Power: A Manifesto for the Menstrual Movement.* Nueva York: Simon & Schuster Books for Young Readers, 2018.

Pearce, Lucy H. *Moon Time: Harness the Ever-Changing Energy of Your Menstrual Cycle.* Irlanda: Womancraft Publishing, 2015.

Pinkola Estés, Clarissa. *Mujeres que corren con los lobos.* México: Ediciones B, 2002.

Vitti, Alisa. *WomanCode: Perfect Your Cycle, Amplify Your Fertility, Supercharge Your Sex Drive, and Become a Power Source.* Reino Unido: Hay House, 2013.

Cura tu feed de Instagram

COMIDA

https://www.instagram.com/alphafoodie/
https://www.instagram.com/carlazaplana/
https://www.instagram.com/your.latina.nutritionist/
https://www.instagram.com/deliciouslyella/
https://www.instagram.com/plantyou/
https://www.instagram.com/happyvegannie/
https://www.instagram.com/bestofvegan/
https://www.instagram.com/veganiina/
https://www.instagram.com/cookingforpeanuts/
https://www.instagram.com/chefmiguelbautista/
https://www.instagram.com/comervegano/
https://www.instagram.com/turnipvegan/

https://www.instagram.com/fullyrawkristina/
https://www.instagram.com/balanceandolavida/

HIERBAS

https://www.instagram.com/animamundiherbals/
https://www.instagram.com/herbalacademy/
https://www.instagram.com/empresskarenmrose/
https://www.instagram.com/chestnutschoolherbs/
https://www.instagram.com/among_the_wildflowerss/

PSICOLOGÍA Y MOTIVACIÓN

https://www.instagram.com/morganharpernichols/
https://www.instagram.com/wetheurban/
https://www.instagram.com/meg.boggs/
https://www.instagram.com/the.holistic.psychologist/
https://www.instagram.com/glennondoyle/
https://www.instagram.com/superaloporfavor/
https://www.instagram.com/eva_latapi/
https://www.instagram.com/cosmicchristine/
https://www.instagram.com/dafneokie/
https://www.instagram.com/gabilumireles/
https://www.instagram.com/lamagiadelcaos/
https://www.instagram.com/sensiblesychingonas/
https://www.instagram.com/drjoedispenza/
https://www.instagram.com/claustepko/
https://www.instagram.com/raquelobaton/

ILUSTRADORAS, POETAS E INSPIRACIÓN

https://www.instagram.com/rupikaur_/
https://www.instagram.com/cleowade/
https://www.instagram.com/art.from.ilkas.heart/
https://www.instagram.com/yosoyantonieta/
https://www.instagram.com/ange__cano/
https://www.instagram.com/melissagomezmx/
https://www.instagram.com/marguga__/
https://www.instagram.com/burcukoleli/
https://www.instagram.com/pintandoporahi/
https://www.instagram.com/yogaillustrators/
https://www.instagram.com/enyoudraws_/
https://www.instagram.com/majasbok/
https://www.instagram.com/agathesinger/
https://www.instagram.com/isaboleta/
https://www.instagram.com/anahardesign/
https://www.instagram.com/dulcenopronto/

CÓSMICAS

https://instagram.com/jamyeprice?igshid=YmMyMTA2M2Y=
https://www.instagram.com/spiritdaughter/
https://www.instagram.com/thecosmicfeminist/
https://www.instagram.com/mulucalquimia/
https://www.instagram.com/azulanaite/
https://www.instagram.com/danili.universal/
https://www.instagram.com/sanctuarywrld/
https://www.instagram.com/julianacallee/
https://www.instagram.com/astrologia_y_consciencia/
https://www.instagram.com/astrologiamillennial/

MENSTRUACIÓN Y EDUCACIÓN FEMENINA

https://www.instagram.com/metodosintotermico/
https://www.instagram.com/larabriden/
https://www.instagram.com/alimentatufertilidad_chile/
https://www.instagram.com/iamsahararose/
https://www.instagram.com/marinawrightwellness/
https://www.instagram.com/menstruationqueen/
https://www.instagram.com/wombenwellness/
https://www.instagram.com/themaddiemiles/

PINTEREST

https://www.pinterest.com/elgordococina/
https://www.pinterest.com/vgnbites/
https://www.pinterest.com/cuentosculinarios/
https://www.pinterest.com/OneGreatVegan/
https://www.pinterest.com/melirioscr/
https://www.pinterest.com/actionjacquelyn/
https://www.pinterest.com/ouiwegirl/
https://www.pinterest.com/isabelledias/
https://www.pinterest.com/soundbathmeditationonline/
https://www.pinterest.com/tastemade/
https://www.pinterest.com/norypouncil/
https://www.pinterest.com/sweetlikeoyin/
https://www.pinterest.com/TenickaBoyd/
https://www.pinterest.com/lifestyleofafoodie/
https://www.pinterest.com/lindsey_eats/
https://www.pinterest.com/cvazzana/

Tipos de terapia que recomiendo

TRADICIONAL

- Psicoterapia sistémica y corporal
- Psicoterapia cognitiva-conductual
- Psicoterapia Gestalt/Humanista
- Psicoterapia existencial
- Psicoanálisis

ALTERNATIVA

- Flores de Bach
- Breath Work/Pranayama: Bhastrika, Anuloma-viloma o Nadi Shodhan, Surya bhedana, Chandra bhedana
- Acupuntura/Moxibustión
- Ayurveda y Doshas
- Quiropráctica
- Medicina herbaria
- Masaje: chino de salón, sueco, tailandés y deportivo. *Deep tissue*, piedras calientes, shirodhara y abhyangam
- Ondas magnéticas/imanes
- Temazcal
- Tienda Roja
- Hipnosis
- *Crystalline Soul Healing*
- Códigos de Luz/*Light Language*

- Biorretroalimentación
- Meditación: budista, vipassana, kundalini, chakra, zazen, mantra, tonglen, transcendental
- Yoga: hatha, vinyasa, restaurativo, yin, anusara, shadow, Iyengar, caliente (Bikram), ashtanga, kundalini, tibetano
- Tai Chi
- Qi gong
- Terapia de hielos método Wim Hof
- Círculos de Mujeres "Sanación de Linaje Femenino y Útero"
- Constelaciones
- Sanación con rosas
- Danzaterapia
- Arteterapia

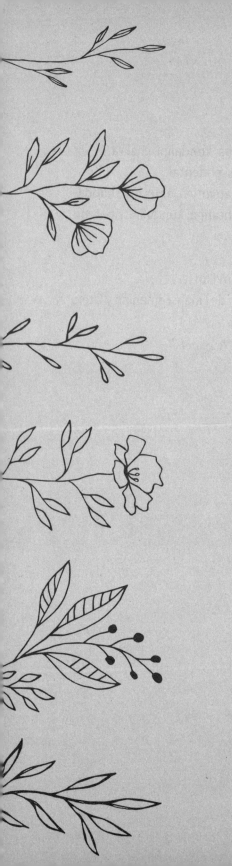

Agradecimientos

G racias a mi comunidad que ha seguido mi carrera y sostiene todo mi contenido. A mis padres, que sin su apoyo incondicional y amor desbordado no podría seguir sonriendo todos los días. Aunque este libro está dedicado a mi mamá, mi papá es el amor de mi vida y gracias a él y su esfuerzo es que soy privilegiada. Mundo, mi padre, es la base de todo lo que soy. En especial quiero agradecer a mis hermanos Juan y Amaya por decidir estar donde están, regalándome indirectamente la posibilidad de explorar distintos caminos lejos de la familia. Gracias a todas las *mujeres medicina* que se han sumado a mi camino de sanación, las maestras que vienen a sesión conmigo y las que me permiten acompañarlas en el suyo, en especial a Claudia Stepensky, mi psicóloga. Gracias a mis amigos de Pinterest: Florencia, Natalie, Paula, Madison, Barry, Alia y Meredith por permitirme hablar de menstruación en el mundo corporativo y sentirse inspirados por este contenido. Gracias a mis amigos Meli y Jesús por amarme, gracias por toda su ayuda. Gracias a Natalia y Javi por la producción del contenido digital y a mi equipo de Yo

Mujer, mi sobri Nat y editora Maggie, muchas gracias por confiar en mi proyecto. Gracias a mis publicistas Ana Matonte y Marthita Carillo, por toda la visión de esta revolución femenina. Gracias a mis editoras Ángela Olmedo y Laura Baeza, por su guía amorosa, son las más top de esta industria. Y a todo el equipo de Penguin Random House, gracias por creer en mí.

Finalmente, gracias a mi esposo Óscar, por sostener un espacio seguro en nuestra casa para permitirme explorar, sanar y experimentar con mi feminidad sin juicio y con curiosidad. Gracias por darme la oportunidad de vivir mi sombra acompañada, gracias por darte el tiempo de aprender de mi menstruación y crear un espacio seguro para nosotros. Gracias por producirme todo mi contenido de audio, gracias por la música, la risa, el silencio y la distancia. Gracias por motivarme a convertirme en la mujer que estoy destinada a ser y gracias por escogerme todos los días. Te amo desde otro tiempo antes de conocernos. Gracias a mi soporte emocional y compañerito canino, Gerente.

Gracias, Ginnie, lo hiciste de nuevo 🩸 🖤.

Menstruación consciente de Gina Castellanos
se terminó de imprimir en el mes de junio de 2023
en los talleres de Diversidad Gráfica S.A. de C.V.
Privada de Av. 11 #1 Col. El Vergel, Iztapalapa,
C.P. 09880, Ciudad de México.